JL FIELDS

MEAL PREP

vegan

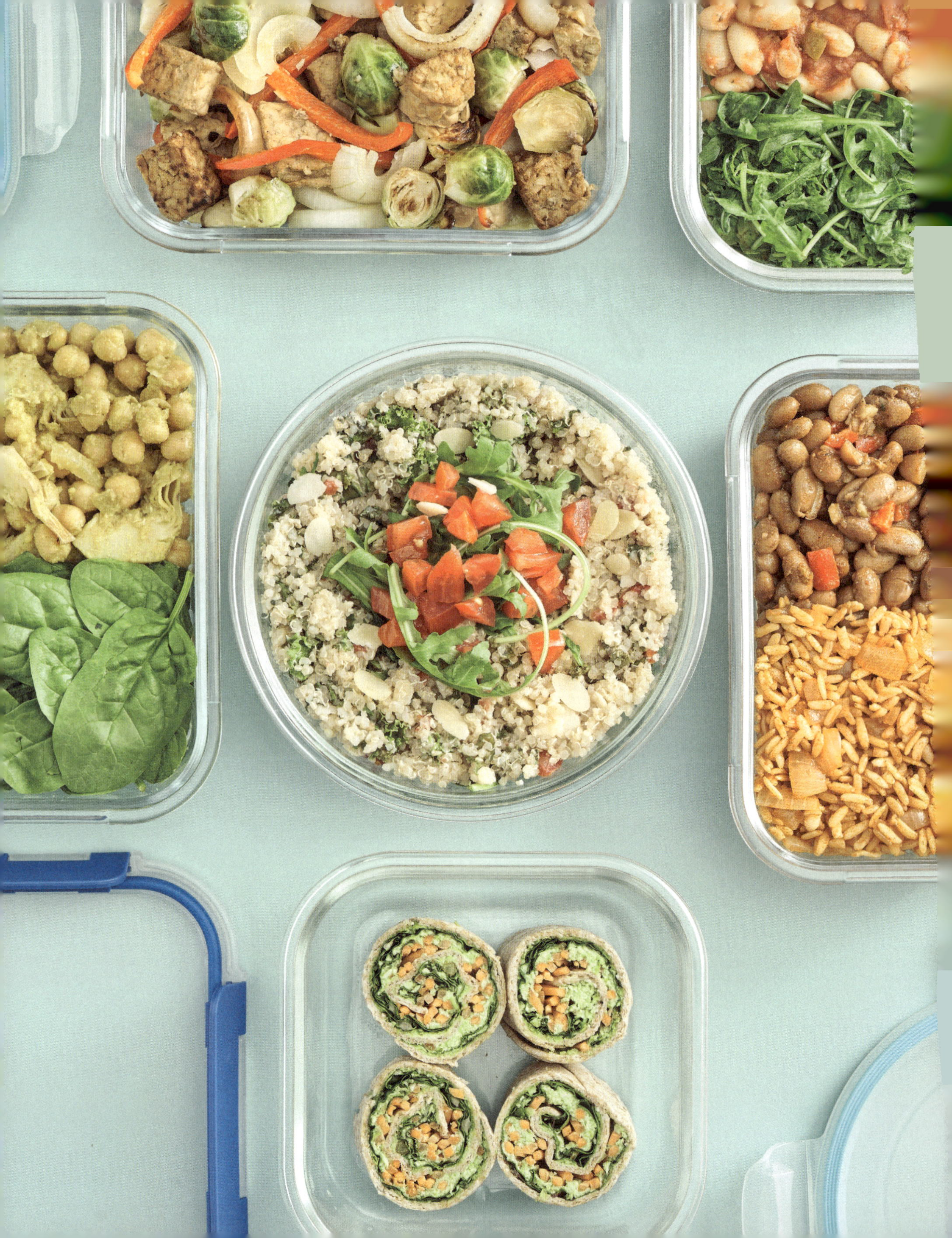

JL FIELDS

MEAL PREP vegan

70 schnelle und gesunde Rezepte zum Vorbereiten und Mitnehmen

riva

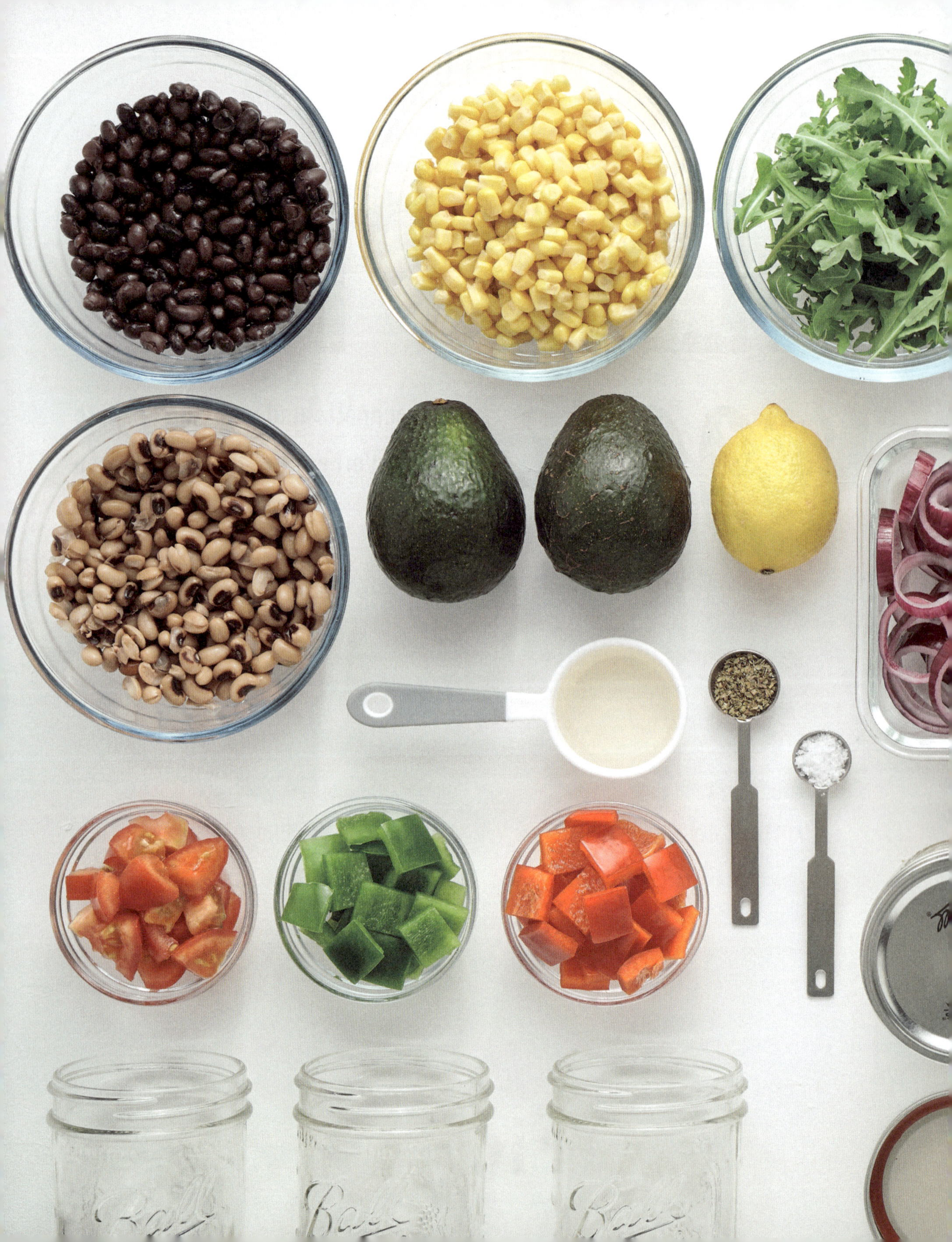

Inhalt

Einführung

Wenn Sie sich dieses Buch ausgesucht haben, weil Sie ein Meal-Prep-Anfänger und Neu-Veganer sind, dann habe ich eine tolle Nachricht für Sie: Sie schaffen das!

Meal Prep bedeutet nichts anderes, als größere Mengen vorzukochen. Dazu sind bestimmte pflanzliche Produkte wie Bohnen und Hülsenfrüchte, Körner, Gemüse, Obst, Nüsse und Saaten geradezu ideal, egal, ob Sie ganze Mahlzeiten, Snacks oder Desserts zubereiten wollen. Die Idee hinter Meal Prep ist, dass Sie Vorgekochtes portionsweise verpacken und als Mahlzeiten unter der Woche mitnehmen und aufwärmen können.

Ihr lieben »Ich habe keine Zeit zum Kochen«-Leute, dieses Buch ist ideal für euch!

Ich hätte so ein Buch vor acht Jahren wirklich gerne gehabt, als ich von vegetarischer auf vegane Ernährung umgestellt habe. Denn bei mir war es so, dass mein Mann bis dahin hauptsächlich gekocht hat und er mit meiner Entscheidung nicht viel anfangen konnte. So musste ich mich nach vielen Jahren plötzlich wieder in die Küche stellen und kochen lernen – vegan noch dazu.

Schnell wurde mir dabei klar, dass eine gute Planung das A und O ist. Also stellte ich mich an Wochenenden etwa zwei Stunden an den Herd, um Bohnen und Körner – zwei herzhafte vegane Basiszutaten – zu kochen, um sie dann unter der Woche aufwärmen und mit Gemüse essen zu können. Am Anfang lief nicht alles glatt, da ich manchmal zu ehrgeizig war und mehr vorbereitete, als wir verzehren konnten – und so manches leider im Abfall landete.

Erst als ich mich näher mit der Meal-Prep-Methode befasste, gelang es mir, Zeit (und Lebensmittel) zu sparen. Anstatt große Mengen vorzukochen, fing ich an, Rezepte für mehrere Mahlzeiten pro Woche zu entwickeln. Diese teilte ich dann in Einzelportionen auf und bewahrte sie in Frischhaltedosen auf – so entstand unser eigenes »Fastfood«. Da wir sie im Kühlschrank oder Vorratsbereich lagerten, wusste ich genau, was wir noch zur Verfügung hatten, und musste deutlich weniger wegwerfen.

Diese verbesserte Methode der Vor- und Zubereitung brachte mir schnell eine neue kulinarische Karriere ein. Beinahe über Nacht mutierte ich von der begeisterten Hobby-Köchin zur Kochbuchautorin, Kochdozentin an der Uni und Koch-Coach. Außerdem bereite ich wöchentlich entsprechende Mahlzeiten für Privatkunden vor.

Heute ist Meal Prep in vielen Küchen gängig. Für die meisten Menschen gibt es dafür drei Gründe: der Wunsch, gesünder zu essen, weniger Zeit in der Küche

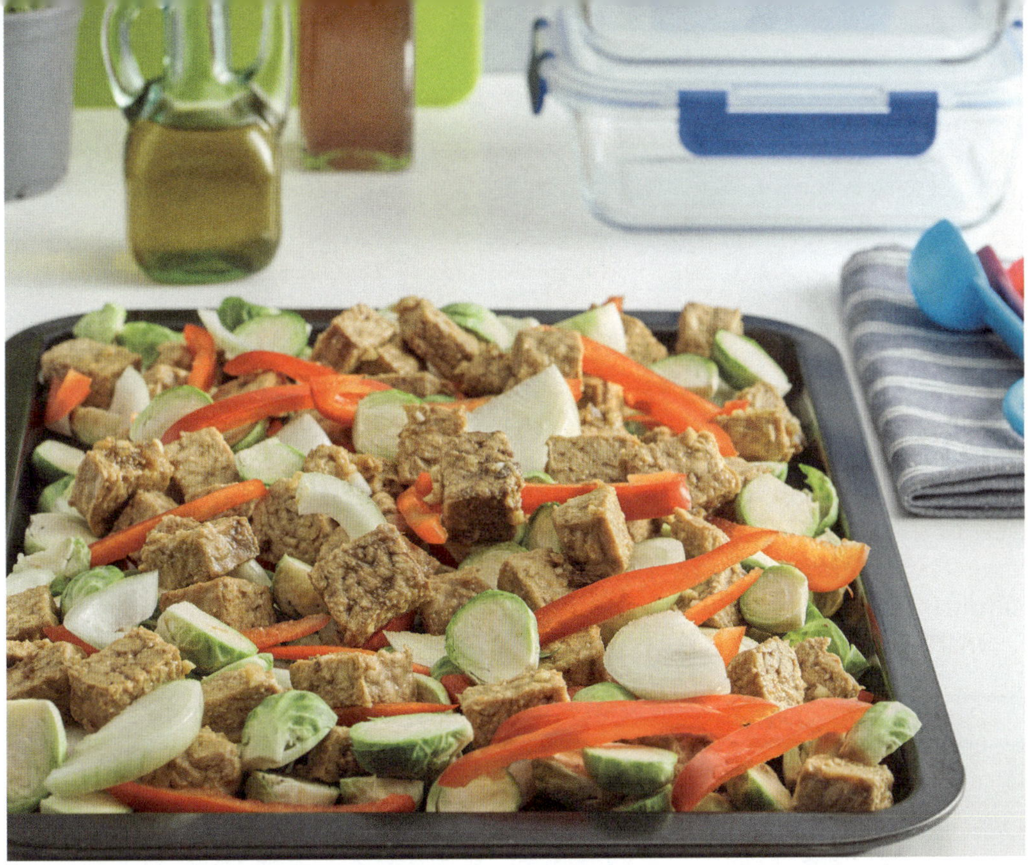

zu verbringen und Mengen besser kontrollieren zu können. Mit Meal Prep lässt sich all das tatsächlich realisieren. Vielleicht macht Ihnen diese Herausforderung am Anfang etwas Angst, aber keine Sorge: Ich bin da und teile all das mit Ihnen, was ich mit den Jahren gelernt habe. Die Rezepte in diesem Buch sind einfach und wie geschaffen für die Meal-Prep-Methode.

Ich habe 70 Rezepte zusammengestellt, die sich ideal zum Vorkochen eignen, und acht Wochenpläne mit Schritt-für-Schritt-Anleitungen. Bei den Wochenplänen wird nach Art der Mahlzeit unterschieden. Wer in einer Woche öfter zum Abendessen außer Haus ist, wählt die Frühstücks- und Mittagessens-Preps. Da viele von Ihnen Neu-Veganer sind, ist es wichtig zu lernen, wie sich mit den »Big Five« der veganen Ernährung – Bohnen, Gemüse, Körnern, Obst und Nüssen – ausgewogene vegane Mahlzeiten zubereiten lassen!

Dieses Buch ist jedoch nicht als strenges Programm gedacht, sondern soll Ihnen nur als Richtschnur dienen. Sie müssen nicht sklavisch Woche für Woche vorkochen oder alle Wochenpläne nacheinander durchziehen. Aber gerade für die Wochen, in denen Sie extrem beschäftigt sind und kaum Luft holen können, lohnt es sich, ein paar Stunden in das Vorkochen von gesunden und nahrhaften Mahlzeiten zu investieren, sodass Sie auch an den hektischen Tagen mit der nötigen Energie versorgt werden.

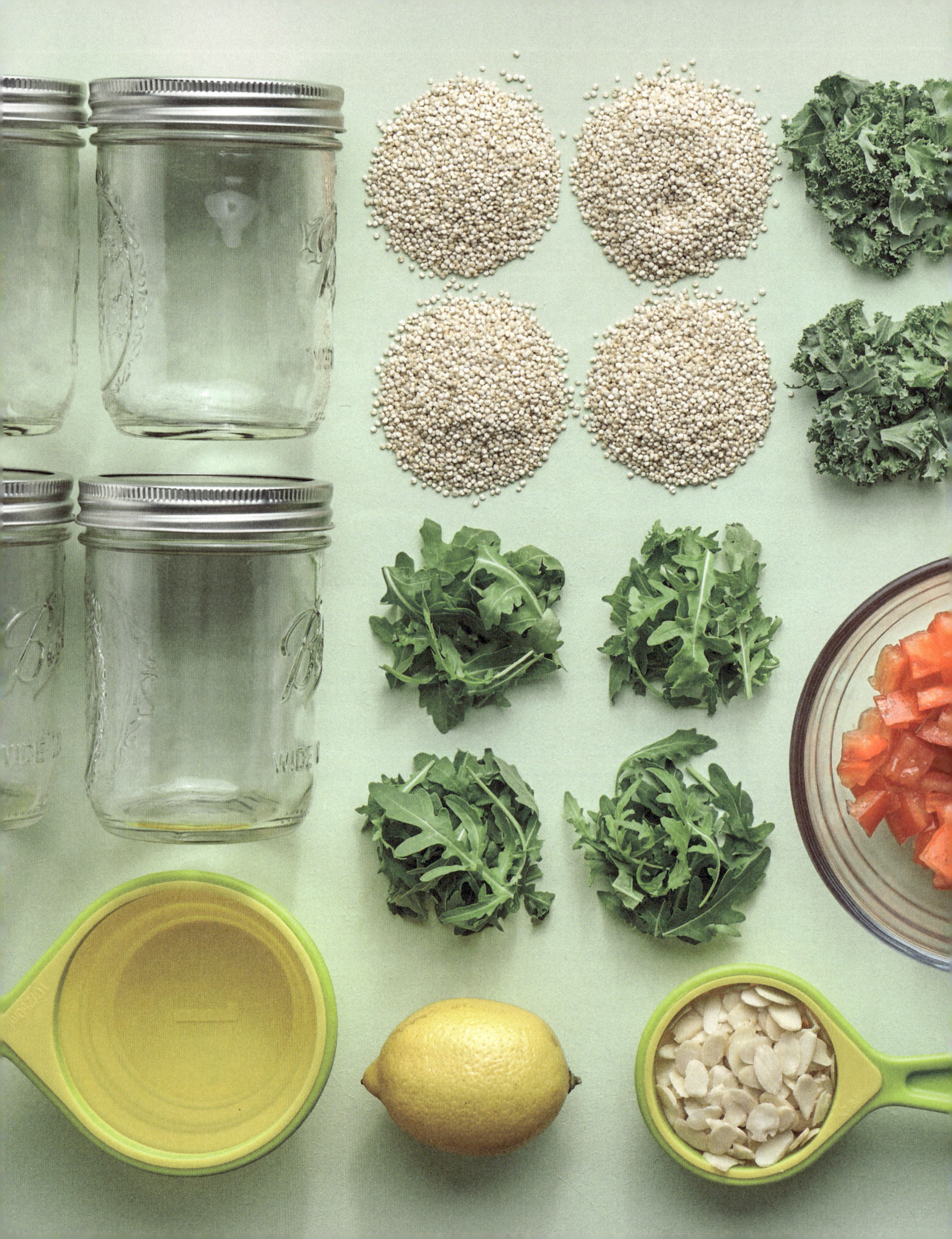

Teil 1

VEGAN LEICHT GEMACHT

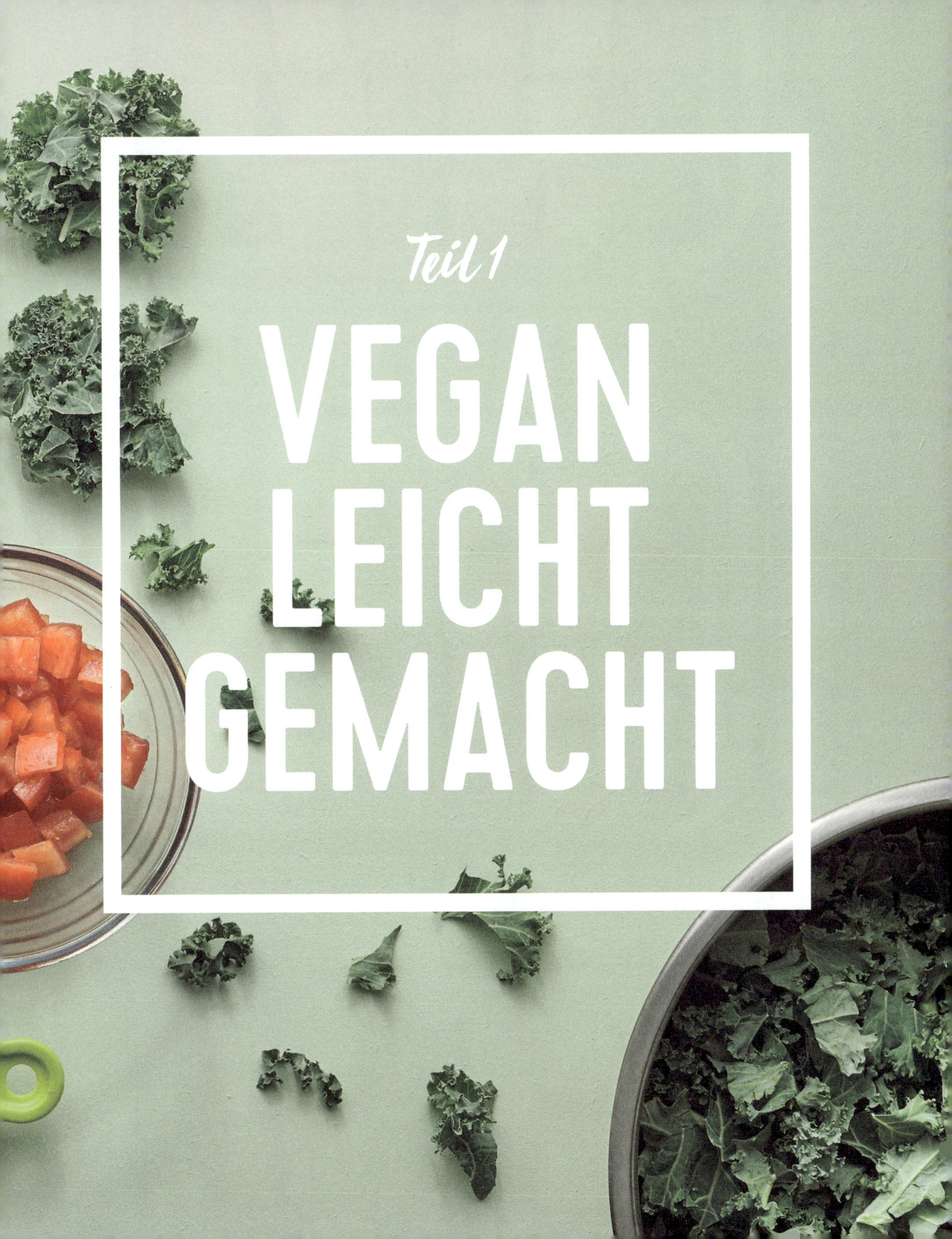

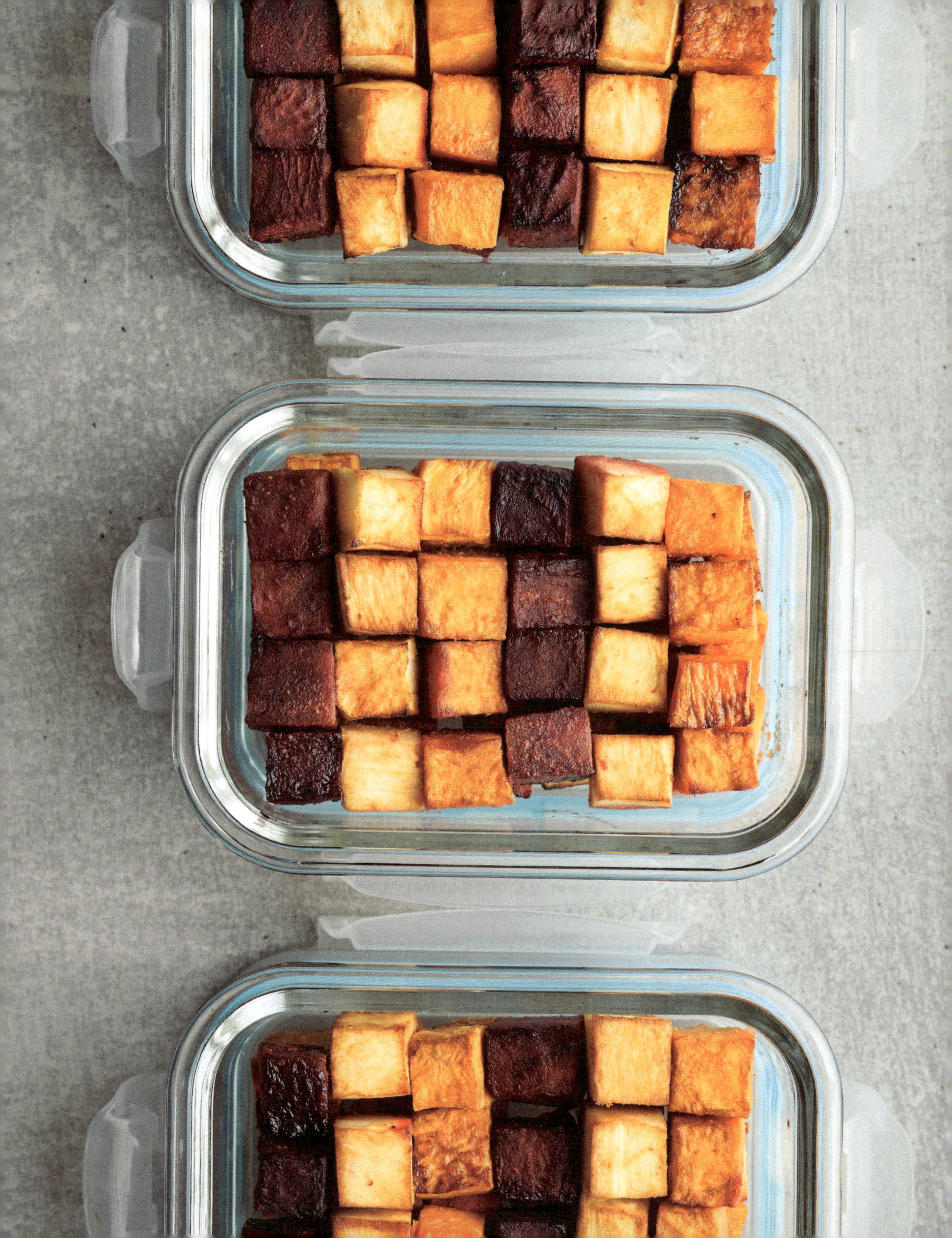

MEAL PREP FÜR VEGANER

Was ist Meal Prep eigentlich genau? Es ist die höchste Stufe der Mahlzeitenvorbereitung: Essen vorkochen, in Einzelportionen aufteilen und aufbewahren. In diesem Buch spielen pflanzliche Produkte die Hauptrolle. Neben einfachen Salaten, die Sie jederzeit mitnehmen und verzehren können, werden Sie auch vegane Hauptspeisen, Beilagen und Eintöpfe zubereiten, die Sie gut aufwärmen können.

Wie Sie sicherlich schon wissen, gelten vegane Produkte als gesund, und das aus gutem Grund: Sie sind cholesterinfrei und reich an Ballaststoffen! Als Gründe für die Umstellung auf vegane Ernährung werden meistens Mengenkontrolle, Gewichtsreduktion und/oder gesundheitliche Motive angeführt – manchmal auch einfach die Lust auf gesundes Essen aus eigener Küche. Wer den Dreh beim Meal Prep einmal heraushat, wird seinen Zielen schneller näherkommen.

« Wurzelgemüse mit Miso (S.103)

Vegan für alle

Vegane Ernährung ist in. Vielleicht haben Sie sich deshalb dieses Buch ausgesucht. Es gibt aber noch mehr Beweggründe für die Umstellung auf vegane Ernährung.

Gesundheit: Manchen meiner Kunden hat der Arzt eine Umstellung auf vegane Ernährung statt Medikamenten empfohlen, um ernährungsbedingte Gesundheitsprobleme wie einen hohen Cholesterinspiegel in den Griff zu bekommen. Für andere ist eine Laktose-, Milch- oder Eier-Unverträglichkeit der Auslöser, und einige tun es, um abzunehmen (was, wie bei jeder Diät, funktionieren kann, aber nicht muss). Es gilt als erwiesen, dass der BMI (Body-Mass-Index) von Veganern im Durchschnitt niedriger ist und sie deshalb weniger schnell an Typ-2-Diabetes, Bluthochdruck und bestimmten Krebsarten erkranken als Nicht-Veganer.

Umwelt: Mit der Emission von klimaschädlichen Gasen trägt die Tierhaltung stärker zum Klimawandel bei als der Transport. Die Folgen: höhere Temperaturen und steigender Meeresspiegel. Der Viehbestand und alles, was dazugehört, stoßen jährlich mindestens 32 Milliarden Tonnen CO_2 aus – 51 Prozent der weltweiten Klimagase. Während Millionen von Menschen keinen Zugang zu bezahlbarer, gesunder Nahrung haben, gehen 35 Prozent der globalen Getreide-Erzeugnisse als Tierfutter in die Fleischproduktion.

Mitgefühl: Bei ihrer Gründung 1944 definierte die US-amerikanische Vegan Society die vegane Ethik als »eine Lebensweise, die versucht – soweit praktisch durchführbar –, jede Form der Ausbeutung und Grausamkeiten an Tieren zum Zwecke der Ernährung, Kleidung und aus anderen Gründen zu vermeiden«. Viele Veganer entscheiden sich wie ich aus einem einfachen Grund für diese Lebensweise: Wieso sollte man einem anderen Lebewesen unnötig Leid zufügen?

Was auch immer Sie dazu bewegt, die vegane Ernährung ist gut für unseren Planeten, für die Tiere und für SIE.

Meal Prep + vegan = gesünder

Pflanzliche Produkte sind das Herzstück gesunder Ernährung und veganer Meal Preps. Starten Sie jede Woche mit einem Blick auf Ihren Kalender. Stehen Sitzungen am Vormittag an, dann möchten Sie vielleicht mit einem oder zwei vorgekochten Frühstücks-Preps in den Tag starten. Sind lange Arbeitstage zu erwarten, dann empfiehlt es sich, Abendessen für die ganze Woche vorzukochen. Zwei Stunden am Wochenende oder an einem freien Tag in das Vorkochen von Bohnen, Körnern und Gemüse aller Art zu investieren ist der Schlüssel zum Erfolg. Sie werden

- Hauptspeisen, Beilagen und Snacks in entsprechenden Portionsgrößen kombinieren.
- dank der nahrhaften Ernährung ein länger anhaltendes Sättigungsgefühl erleben.
- eine bessere Auswahl treffen, wenn Sie hausgemachte Snacks ungesunden Fertigsnacks vorziehen.

Die Vorteile von Meal Prep

Veganes Meal Prepping ist natürlich gesund, doch es gibt noch weitere erstaunliche Vorteile.

Zeitersparnis. Die meisten Menschen schätzen morgens, mittags und abends ein leckeres hausgemachtes Essen, nur fehlt es oft an der Zeit dafür. Ein paar Stunden pro Woche in die Vorbereitung von Mahlzeiten zu investieren, schafft Ihnen unter der Woche Freiräume: Sie können morgens einfach ein Porridge aufwärmen oder sich einen Smoothie für unterwegs einstecken. Oder Sie werten Ihre Mittagspause mit einem sättigenden Salat mit vorgekochten Bohnen und Körnern auf. Und abends gibt es weniger Stress und es bleibt mehr Zeit für die Familie, da das Essen bereits fertig ist – es muss nur noch aufgewärmt werden! Übrigens: Wer einen Schnellkochtopf hat, findet bei zahlreichen Rezepten Schnellkochtipps, mit denen sich noch mehr Zeit sparen lässt.

Geldersparnis. Ich weiß nicht, wie es Ihnen ergeht, aber ohne Meal Prep würde ich viel zu viel einkaufen. Das Vorbereiten schafft da Abhilfe! Dank der Wochenpläne kaufen Sie nur das ein, was Sie wirklich brauchen. Außerdem kommen in Meal-Prep-Rezepten oftmals die gleichen Zutaten vor, sodass Sie größere Mengen auf Vorrat einkaufen können, was ebenfalls günstiger ist.

Wer Meal Prep einmal beherrscht, wird bald dazu übergehen, mit Aromen und Texturen zu experimentieren. Am Anfang fand ich das vegane Essen etwas langweilig. Nur Bohnen, Gemüse und Körner, dachte ich. Das stimmt natürlich, aber das »Nur« ist falsch – es kommt auf die Kombination an! Ich habe gelernt, Essen bestimmte Aromen und Texturen zu verleihen. So bereite ich am Wochenende zum Beispiel eine große Menge schwarze Bohnen zu, verzichte jedoch darauf,

KOMBINATIONEN AUS PROTEINQUELLEN, KÖRNERN UND GEMÜSE

Wie bereits gesagt, gibt es für Veganer nur folgende fünf pflanzliche Produktgruppen:

1. Gemüse
2. Obst
3. Bohnen und Hülsenfrüchte
4. Körner
5. Nüsse, Saaten, Samen und Kerne

Das ist alles! Diese fünf Gruppen sind wie geschaffen für Meal Prep. Servieren Sie eine cremige Cashew- oder Mandelsauce zu einer Schüssel mit gedünstetem Gemüse, würzigen Linsen und braunem Reis mit getrockneten Cranberrys, schon haben Sie alle fünf Gruppen in einem Gericht vereint.

Oft wird mir die Frage gestellt: »Woher bekomme ich denn meine Proteine?« Aus meiner langjährigen Erfahrung als Dozentin und Coach weiß ich, dass man stattdessen auch die Frage stellen könnte: »Womit ersetze ich denn das Fleisch, den Käse und die Eier?« Meine Antwort kennen Sie schon: mit Pflanzen! Zu den eiweißreichsten Pflanzen zählen:

Hülsenfrüchte und Bohnen: Dazu gehören Linsen, Kichererbsen, die diversen Bohnenarten und Erdnüsse.

Quinoa: Quinoa ist ein Gänsefußgewächs und wird oft als Pseudogetreide bezeichnet.

Tofu und Tempeh: Diese großartigen Fleischalternativen bestehen zu 100 Prozent aus Hülsenfrüchten.

Nüsse: Nüsse gibt es in Hülle und Fülle, zum Beispiel Pistazien, Mandeln, Cashewkerne.

Bohnen und Körner lassen sich gut in einem Kochtopf zubereiten, noch besser in einem Schongarer und am schnellsten in einem Schnellkochtopf. Garen Sie Wurzelgemüse 30 bis 40 Minuten und dünsten Sie Blattgemüse mit etwas Zitronensaft, dann haben Sie die ganze Woche über schmackhaftes Gemüse zur

Verfügung. Eine cremige Sauce bekommen Sie, wenn Sie Nüsse, Samen oder Kerne mit etwas Essig, Knoblauch und Wasser in einem Blender pürieren. Und für den Snack zwischendurch sollte immer frisches Obst bereitstehen. So einfach ist das!

Der Schlüssel zu Ihrem Meal-Prep-Erfolg ist der Mut zum Experimentieren (und genau das meine ich mit dem Aufbau Ihrer veganen Kochkunst). Wer wöchentlich Mahlzeiten vorkocht, wird feststellen, dass sich Rezepte mit ein paar Kräutern, Gewürzen oder einer anderen Zutat geschmacklich schnell variieren lassen.

In der Tabelle finden Sie einige Ideen dazu:

AUSGEWOGENE KOMBINATION	GESCHMACKS-UPGRADE
Kichererbsen + Couscous + Mangold	Gewürze wie Garam Masala, Kardamom oder Zimt mit ihrer süßen Schärfe.
weiße Bohnen + Polenta + Rucola	Mit Zitronensaft und frischem Salbei vermengen. Mit gehackten Cashew- und Walnusskernen bestreuen, um der Mahlzeit einen vollwertigen Charakter und eine milchfreie Parmesannote zu geben.
Kartoffelscheiben + Pastinaken + Quinoa	Balsamico-Essig und rote Chiliflocken verleihen dem Gericht eine Umami-Note.
Bohnen-Chili + Blattgemüse	Vor der Hinzugabe von zerkleinerten Chilischoten (mehr Umami) erst rohen Spinat in das heiße Chili rühren und einen Klecks veganen Joghurt dazugeben.
Kichererbsensalat + Avocado + Pitabrot	Mit Dulse-(Rotalgen-)Flocken ergibt sich eine vegane Variante des Thunfisch-Salat-Sandwiches.
mit Quinoa gefüllte Paprika + schwarze Bohnen + Mais	Koriander, Limette und gewürzte, geröstete Kürbiskerne hinzugeben.
Blumenkohlsteaks + gebackener Rosenkohl	Mit einem Püree aus Kichererbsen, Kreuzkümmel und Zitronensaft ergänzen.

sie zu würzen. So kann ich sie dann für unterschiedliche Zwecke verwenden: mal für eine Art Chili mit roter Zwiebel, Chilipulver und Koriander, am nächsten Tag püriert mit Tahin und Kreuzkümmel in einem Wrap für das Mittagessen, und am Morgen danach in einem herzhaften Frühstücks-Porridge mit pfannengerührtem Gemüse. Es macht nicht nur Spaß, mit Aromen und interessanten Texturen zu experimentieren, sondern es fördert auch die Kochkünste und führt zu mehr Zufriedenheit als Pflanzenesser.

Meal-Prep-Grundsätze

Jeder Mensch ist anders, und deshalb kann es sein, dass Ihr wöchentlicher Meal-Prep-Ansatz sich von meinem unterscheidet. Und das ist auch gut so, denn jeder sollte den Weg finden, der ihm entspricht. Wie und wie oft jeder vorkocht, entscheidet er selbst, aber die Grundsätze sind immer gleich.

STARTEN SIE EINFACH

Sie müssen nicht alle Wochenpläne in diesem Buch nacheinander durchziehen. Beginnen Sie mit dem, der Ihnen am ehesten entspricht. Wer viel Geld für Mittagessen außer Haus ausgibt, mag vielleicht mit Meal-Prep-Plan 4 (S. 39) starten – schon haben Sie Mittagessen und Snacks für fünf Tage. Wollen Sie sich nach langen Arbeitstagen nicht in die Küche stellen? Dann bietet sich Meal-Prep-Plan 5 (S. 43) als Startpunkt an – mit aromatischen Mahlzeiten aus herzhaften Bohnen, Körnern und Gemüse, die sich als Mittag- und Abendessen eignen.

SETZEN SIE SICH REALISTISCHE ZIELE

Gut vorstellbar, dass für Sie ab jetzt für den Rest Ihres Lebens nur noch Meal Prep infrage kommt. Vielleicht werden Sie sich aber auch manchmal den Gegebenheiten anpassen und Ihrem Zeitplan folgen müssen. Nehmen Sie Ihren Kalender und sehen Sie sich die kommende Woche an. Welche Mahlzeiten möchten Sie nächste Woche schnell zur Verfügung haben? Entscheiden Sie dann, welche Rezepte sich eignen. Das spart Zeit und Geld, und so vermeiden Sie auch, zu viel zuzubereiten und Lebensmittel wegzuwerfen.

MIT VEGANEN GRUNDZUTATEN EXPERIMENTIEREN

Neu-Veganer sind angesichts der großen Auswahl an Gemüse, Körnern und Bohnen oft überfordert. Sehen Sie das Ganze einfach als Ansporn. Wählen Sie beim Erstellen eines Wochenplans auch mal ein Rezept mit Bohnen oder Körnern, die Sie noch nicht kennen. So bilden sich Ihre Vorlieben und Abneigungen heraus, und Sie lernen die Vielfalt pflanzlicher Produkte kennen. Wenn Sie an einem Tag Bohnen essen, können Sie die Reste am nächsten Tag in einen Dip verwandeln. Zum Abendessen gibt es Emmer mit Tofu und gebackenem Gemüse, die Reste verarbeiten Sie am nächsten Tag mit Mandeldrink und Ahornsirup zu einer Frühstücks-Bowl – oder mit Gemüsebrühe und Dosentomaten zu einer Suppe für die Mittagspause.

AUF VORRAT KOCHEN

Neben den Wochenplänen enthält dieses Buch auch eine Vielzahl an Rezepten, die sich bestens zum Vorkochen eignen. Wählen Sie ein oder zwei Rezepte aus, bereiten Sie sie zu (nach Bedarf auch die doppelte oder dreifache Menge), und frieren sie alles für die spätere Verwendung ein. Ideal, wenn man unter der Woche keine Zeit zum Kochen hat: einfach die Bohnen oder Körner aus der Gefriertruhe nehmen, auftauen, aufwärmen und mit einem schnellen Salat oder gedünstetem Gemüse kombinieren.

So sollten Sie vorgehen:

1. Bohnen, Körner oder Gemüse nach Wahl kochen.
2. Überschüssige Flüssigkeit abgießen.
3. Zutaten zum Abkühlen auf ein Backblech geben.
4. Mit einem Stift Inhalt und Zubereitungsdatum auf dem Etikett eines 1-Liter-Gefrierbeutels notieren. Nehmen Sie möglichst umweltfreundliche, sprich wiederverwendbare Beutel und in dem Fall auch einen abwischbaren Stift.
5. Mit einem Messbecher die Zutaten auf die gewünschte Anzahl Gefrierbeutel verteilen. (Ich notiere auch die Menge auf dem Etikett.)
6. Behutsam die Luft aus den Beuteln pressen und diese verschließen.
7. Die Beutel flach in die Gefriertruhe legen. Am besten erst auf ein Backblech geben. Einmal gefroren, können Sie die Beutel von dem Backblech entfernen und nach Belieben in der Gefriertruhe verstauen.

Ich koche Körner und Bohnen immer am Wochenende vor. Danach kann ich sie nach Belieben in den unterschiedlichsten Gerichten verwenden. Zum Beispiel:

- Einfaches Abendessen: schwarze Bohnen und braunen Reis aufwärmen und zu gedünstetem oder pfannengerührtem Gemüse servieren.
- Wrap-Sandwich: Tortilla(s) mit Schwarze-Bohnen-Püree bestreichen, mit rohem Gemüse bestreuen und aufrollen.
- Einfache Suppe: Gemüsebrühe mit 2 Handvoll Blattgemüse, 170 g gekochten schwarzen Bohnen und 185 g gekochtem braunem Reis erhitzen.
- Taco-Bowl: braunen Reis und schwarze Bohnen mit 1 Dose stückigen Tomaten aufwärmen und mit 1 fein gewürfelten Zwiebel und Koriander servieren.

Superschnelle schmackhafte Mahlzeiten dank des Vorkochens!

UMAMI

In diesem Buch verwende ich ganz bewusst nur gängige Zutaten. Dieser Hinweis gilt in erster Linie dem erfahrenen Veganer-Koch, der vielleicht denkt: »Hm, nicht besonders anspruchsvoll.« Das stimmt. Denn Ziel ist es, in einem akzeptablen Zeitraum richtig gutes Essen für die ganze Woche zu zaubern. Wer den Rezepten weitere Zutaten bzw. Aromen hinzufügen möchte, der kann das gerne tun. Ich habe mit Absicht einfache Rezepte gewählt, um Neu-Veganern und Meal-Prep-Anfängern den Einstieg zu erleichtern.

Das bringt uns zum nächsten Thema: Umami. Neu-Veganer aufgepasst, hier folgen ein paar neue Zutaten: Nährhefe und Misopaste beispielsweise. Experimentieren Sie ruhig mit Zutaten, die Sie noch nie verwendet haben. Zur Verfeinerung der Geschmacksprofile und Aromen setze ich gerne auf Umami. Umami ist ein Begriff aus der japanischen Küche und wird auch oft die »fünfte Geschmacksqualität« genannt. Umami ist eine herzhafte Note, die in manchen Produkten enthalten ist oder von bestimmten Kochmethoden ausgelöst wird – und am Tisch für Begeisterung sorgt. Zu den Produkten zählen reife Tomaten, getrocknete wie frische Pilze, fermentierte Produkte (etwa Sauerkraut, Miso oder Sojasauce), Wein, Nährhefe etc. Zu den Umami hervorrufenden Kochmethoden gehören Karamellisieren und Rösten – beide werden in diesem Buch angewandt.

Lieblingszutaten

Wie bereits gesagt, sind pflanzliche Produkte wie geschaffen für Meal Prep. Auch wenn es Bohnen, Gemüse und Körner aller Art gibt, verwende ich meist die gleichen – das spart nicht nur Geld, sondern ermöglicht auch den Einsatz in verschiedenen Rezepten. Bohnen und Körner lassen sich prima im Kühlschrank aufbewahren (bis zu 5 Tagen) und in der Gefriertruhe ebenso. Manche Gemüsesorten eignen sich besser zum Einfrieren als andere, das können Sie meinen Aufbewahrungstipps in den Rezepten entnehmen.

Die Auswahl an pflanzlichen Produkten ist zwar riesig, dennoch habe ich einige Favoriten, die sich mithilfe von Kräutern, Gewürzen und Würzmitteln geschmacklich leicht verändern lassen. Meistens ziehe ich getrocknete Gewürze (preisgünstig und oft auch in größeren Mengen erhältlich) frischen vor, und bei den Saucen und Essigen empfehle ich solche, die eine echte aromatische Verfeinerung ergeben, aber nicht zu dominant sind. Auch wenn mir persönlich frisch gepresster Zitronen- und Limettensaft sowie Knoblauch am liebsten sind, spricht auch nichts gegen Fertigsäfte und gehackten Knoblauch aus dem Glas. Die verwende ich auch. Diese Produkte halten sich gut im Kühlschrank, das spart wieder Zeit und Geld. Außerdem sollten Sie immer vegane Gemüsebrühe (flüssig, Konzentrat, Würfel und/oder Pulver) vorrätig haben.

Hier sind meine Lieblingszutaten:

GEMÜSE

- Karotten
- Kartoffeln
- Kohl
- Pilze
- Romanasalat
- Sellerie
- Spinat
- Süßkartoffeln
- Tomaten
- Zwiebel

EIWEISSQUELLEN

- Bohnen (Pinto-, weiße, schwarze Bohnen und Kichererbsen)
- Erdnüsse
- Linsen
- pflanzliche »Milch«
- pflanzlicher Joghurt
- Quinoa
- Tempeh
- Tofu

GANZE KÖRNER UND VOLLKORNPRODUKTE

- brauner Reis
- Emmer
- Haferflocken
- Nudeln
- Polenta
- Vollkorn-Pitabrötchen
- Vollkorn-Weizentortillas

OBST

- Bananen
- Beeren
- getrocknetes Obst

FETTE (NÜSSE UND ÖLE)

- Antihaft-Kochspray
- Cashewkerne
- Mandeln
- Olivenöl
- Samen und Saaten
- Sesamöl
- vegane Butter

KRÄUTER, GEWÜRZE ETC.

- Balsamico-Essig
- Basilikum, getr.
- Chilipulver
- Currypulver
- gehackter Knoblauch
- Koriander, gem.
- Oregano, getr.
- rote Chiliflocken
- Sojasauce oder glutenfreies Tamari
- vegane Gemüsebrühe
- vegane Worcestersauce
- Zimt
- Zitronensaft

FÜR MEAL PREP UNGEEIGNET

Erst mal die gute Nachricht: Die meisten pflanzlichen Produkte eignen sich bestens fürs Vorkochen und lassen sich gut einfrieren. Zu den Ausnahmen zählen einige Blattgemüsearten, gebratenes Gemüse sowie Obst wie Avocados. Deshalb verwende ich Blattgemüse wie Rucola nur in Suppen oder Eintöpfen, da dieses zarte Gemüse sich schlecht einfrieren lässt.

Auch sollten Sie keine allzu hohen Erwartungen an aufgewärmtes gebratenes Gemüse haben. Es schmeckt zwar noch gut, aber die Textur verändert sich sehr, daher ist es oft besser, es für eine Suppe mit Bohnenresten oder in einem Tortillawrap mit einem Bohnendip zu verwenden. Avocados werden meistens zu einem Dressing oder einer Sauce verarbeitet, mit Essig oder Zitronensaft kombiniert hält sich das Ganze etwas länger.

Ebenso wenig kann ich Ihnen empfehlen, Gerichte mit Nudeln oder Kartoffeln einzufrieren, denn das gelingt nicht gut. Weitere Aufbewahrungstipps finden Sie bei den jeweiligen Rezepten.

Die richtige Aufbewahrung

Die Lieblingszutaten sind vorrätig, die ersten Meal-Prep-Wochen sind geplant, die benötigten Produkte eingekauft und die Mahlzeiten für die kommende Woche werden gerade vorgekocht. Es ist Showtime! Nur, wie wollen Sie all die feinen Dinge aufbewahren? Antwort: in Frischhaltedosen.

Denn Luft bzw. Sauerstoff schadet dem vorgekochten Essen. Wer viel Zeit, Mühe und Geld investiert hat, möchte nicht mitansehen müssen, wie sich sein Essen nach kurzer Zeit verfärbt und an Geschmack und Textur einbüßt, bloß weil es nicht gut aufbewahrt wurde. Beachten Sie daher folgende Tipps zur Aufbewahrung:

FRISCHHALTEDOSEN

Ich habe immer eine größere Auswahl an Frischhaltedosen zur Hand, da manche Lebensmittel am besten in bestimmte Größe passen.

Mit einem oder mehreren Abteilen: Vegane Bowls (auch Buddha-Bowls genannt) und Eintöpfe lassen sich gut in normalen Glas- oder Kunststoffbehältern aufbewahren. Wer vermeiden möchte, dass sich verschiedene Zutaten vermengen, kann auf Dosen mit mehreren Abteilen zurückgreifen und so zum Beispiel Bohnen, Gemüse und Körner getrennt verstauen.

Stapelbar: Wer wenig Platz hat, sollte sich stapelbare Frischhaltedosen zulegen. So behält man im Kühlschrank auch den besseren Überblick. Und wenn sie nicht in Verwendung sind, nehmen sie auch weniger Platz im Küchenschrank ein.

Kunststoff: Plastikbeutel sind zwar wenig zeitgemäß, aber zum Teil sehr praktisch, da sie Platz sparen, zum Beispiel für gegarte Bohnen oder Körner. Wenn Sie die Beutel gefüllt haben, einfach flach drücken, um die Luft herauszupressen, und schließlich verschließen. Sie werden erstaunt sein, wie viel Mahlzeiten so in eine Gefriertruhe passen. Wer den Kunststoffanteil in seinem Leben reduzieren will, könnte in umweltfreundliche wiederverwendbare Lebensmittelbeutel investieren.

Glas: Ich liebe gläserne Vorratsdosen. Ich verwende sie zur Aufbewahrung von getrockneten Bohnen und Körnern in der Vorratskammer, Mehl und Samen im Kühlschrank und selbst veganen Butterwürfeln in der Gefriertruhe. Und natürlich für Meal Prep. Breite Einweckgläser sind ideal für Körner und für eine Mischung aus Bohnen und Gemüse. Habe ich sie nicht bis Ende der Woche verwendet, landet das Glas einfach in der Gefriertruhe. 1-Liter-Gläser eignen sich gut für Salate, da das Blattgemüse darin richtig Platz hat! Kleine Gläser sind ideal für Nüsse, Snacks oder Saucen. All diese Dosen sind BPA-frei.

BPA-frei: Bisphenol A ist ein chemischer Stoff, der früher in den meisten Frischhaltedosen aus Kunststoff enthalten war (und nach wie vor in manchen Behältern vorkommt). Achten Sie beim Kauf von Frischhaltedosen aus Kunststoff daher auf das BPA-frei-Symbol. Denn schließlich benutzen Sie die Dosen regelmäßig und Ihr Essen lagert darin bis zu 5 Tage (in der Gefriertruhe sogar einige Monate lang).

Auslaufsicher: Ich schleppe meine vorgekochten Mahlzeiten in einer Tasche mit ins Büro, und auf meinem Laptop möchte ich keine Tomatensauce sehen! Deshalb verwende ich luftdichte und auslaufsichere Gläser und Vorratsdosen. Das ist vor allem bei Suppen oder Saucen essenziell!

Mikrowellen-/spülmaschinen-/gefriergeeignet: Unentbehrlich! Mit Meal Prep wollen Sie Zeit sparen, also sollten auch die Frischhaltedosen in dieses Konzept passen. Gläserne Vorratsdosen eignen sich für die Mikrowelle (bei Einweckgläsern vorher den Gummiring entfernen!), Spülmaschine und Gefriertruhe. Achten Sie beim Kauf von Frischhaltedosen aus Kunststoff darauf, dass diese ebenfalls alle Anforderungen erfüllen.

Unabhängig von Ihrer Behälterwahl finden Sie in jedem Rezept Empfehlungen zu Aufbewahrungsdauer und -ort.

RICHTIG ETIKETTIEREN

Wie bereits gesagt, sollten Sie die Frischhaltedosen oder -beutel immer mit Inhalt und Datum beschriften, egal, ob Sie sie einfrieren oder im Kühlschrank lagern.

AUFTAUEN UND AUFWÄRMEN

Vorgekochte Mahlzeiten lassen sich im Kühlschrank bis zu 5 Tage aufbewahren. In den meisten Fällen genügt es, sie 2 bis 3 Minuten in der Mikrowelle oder 8 bis 10 Minuten in einem Topf auf dem Herd bei niedriger bis mittlerer Hitze aufzuwärmen.

Manchmal läuft das tägliche Leben anders als man denkt, und dann schafft man es vielleicht nicht, alle vorgekochten Mahlzeiten zu verzehren. Oder Sie haben sowieso die doppelte Menge zubereitet. Dann bietet sich Einfrieren an. Vor dem Verzehr muss die Mahlzeit erst aufgetaut und dann aufgewärmt werden. Zum Auftauen einfach den Behälter über Nacht in den Kühlschrank stellen oder bei Zeitnot in eine Schüssel mit kaltem Wasser geben. Bei Bedarf kaltes Wasser nachgießen. Die Mikrowelle ist auch eine Möglichkeit, die ich aber nicht empfehlen kann. Denn oft taut die Mahlzeit dabei nur teilweise auf – seitlich eher als in der Mitte.

VEGAN KOCHEN MIT DEM DAMPFKOCHTOPF

Bohnen und Körner brauchen relativ lang, bis sie gar gekocht sind. Es sei denn, Sie verwenden einen Dampfkochtopf. In meiner Küche gehört der schon längst zur Standardausrüstun,g und die Schnellkochfunktion kommt am meisten zum Einsatz. In diesem Buch gibt es einige Rezepte, bei denen der Dampfkochtopf die Zubereitung wesentlich beschleunigt. Dort finden Sie auch einen entsprechenden Hinweis. Übrigens sparen Sie damit nicht nur Zeit, sondern auch Geld. Denn getrocknete Bohnen und Körner in Großpackungen sind natürlich billiger, als wenn Sie kleine Mengen kaufen. Bereiten Sie Bohnen im Dampfkochtopf zu, dann verwenden Sie überall da gekochte Bohnen, wo im Rezept Bohnen aus der Dose steht.

Die Rezepte und Meal-Prep-Ideen in diesem Buch

Dieses Buch verfolgt zweierlei Ziele: Es soll Ihnen das Vorkochen und das vegane Kochen erleichtern.

Der Rest dieses Kapitels ist den Wochenplänen gewidmet. Es sind insgesamt acht 5-Tages-Pläne für eine Person. Dabei hat jeder einen eigenen thematischen Schwerpunkt.

Meal-Prep-Plan 1: Die Kraft der Körner (2 Frühstücke und 2 Snacks) – dabei lernen Sie, herzhafte und gesunde Körner in Ihre täglichen Mahlzeiten zu integrieren.

Meal-Prep-Plan 2: Erfrischend (1 Frühstück, 2 Snacks und 1 Mittagessen) – dieser Prep ist ideal für den Sommer (kein Kochen!) oder für Wochen, in denen Sie etwas weniger Zeit mit dem Vorbereiten verbringen möchten.

Meal-Prep-Plan 3: Alles auf Grün! (1 Frühstück, 2 Snacks und 2 Mittagessen) – Wenn es darum geht, wie eine vegane Ernährung aussehen soll, heißt es oft: »Iss den Regenbogen!« Grün ist eine Farbe, die viel Aufmerksamkeit verdient, und die bekommt sie hier.

Meal-Prep-Plan 4: Aus Liebe zu Hülsenfrüchten (2 Mittagessen und 2 Snacks) – bei der Umstellung auf vegane Ernährung werden Sie mit Zutaten konfrontiert, die Sie bisher vielleicht noch nicht so oft gegessen haben: Bohnen zum Beispiel. Hier zeigen wir, wie vielfältig Hülsenfrüchte sind – und wie man sie zubereitet.

Meal-Prep-Plan 5: Gen Osten (3 Mittag-/Abendessen und 1 Snack) – meiner Meinung nach ist ein Geheimnis der veganen Ernährung Umami, die fünfte Geschmacksqualität aus der japanischen Küche. Davon handelt dieser Prep.

Meal-Prep-Plan 6: Fiesta-Zeit (3 Mittag-/Abendessen und 2 Snacks) – auf unserer Weltreise machen wir jetzt einen Abstecher zu den Aromen Mexikos.

Meal-Prep-Plan 7: Köstliche Bowls (4 Mittag-/Abendessen und 1 Snack) – wenn sonst nichts gelingt und die kulinarische Kreativität begrenzt ist, bleiben immer noch Bowls!

Meal-Prep-Plan 8: Wie früher: (1 Frühstück, 3 Mittag-/Abendessen und 1 Snack) – Neu-Veganer vermissen oft Gerichte, mit denen sie aufgewachsen sind. In diesem Prep stehen einige von ihnen in veganen, gesunden Varianten im Mittelpunkt.

Bei jedem Plan finden Sie Schritt-für-Schritt-Anleitungen, damit Ihre Meal-Prep-Bemühungen auch effizient zum Erfolg führen. Das, was Ihnen hoffentlich am schwersten fallen wird, ist, sich für einen der acht Pläne zu entscheiden! Dabei ist es hilfreich, zu überlegen, welche Gerichte Sie in der kommenden Woche am ehesten brauchen und wie viel Zeit dabei für das Vorkochen einzuplanen ist.

Der zweite Teil des Buches umfasst Rezepte, die sich wunderbar zum Vorkochen und Aufbewahren eignen. Wenn Sie mit Meal Prepping loslegen, werden Sie wahrscheinlich zunächst jene Rezepte wählen, die Sie mögen, und diese vorbereiten. In den jeweiligen Rezepten finden Sie neben Serviervorschlägen auch Aufbewahrungstipps und Nährwerte.

Im Rezeptverzeichnis am Ende des Buches (S. 147) erhalten Sie Angaben dazu, welche Gerichte gluten-, nuss- und/oder ölfrei sind.

Und los geht's!

AUFBAU EINES SALATS IM EINWECKGLAS

Wie Sie inzwischen wissen, liebe ich (Einweck-)Gläser für die Aufbewahrung von vorgekochtem Essen. Wussten Sie aber auch, dass solche Gläser sich gut für Salate eignen? Wichtig dabei ist, die Zutaten richtig einzuschichten, denn wer möchte schon einen matschigen Salat essen! Da nur breite Gläser zu empfehlen sind (die Zutaten brauchen viel Platz!), bevorzuge ich 1-Liter-Gläser.

1. Füllen Sie erst das Dressing oder die Nusssauce in das Glas.
2. Darauf geben Sie anschließend die Gurkenscheiben, Zwiebeln, Frühlingszwiebeln und/oder Yambohnen.
3. Dann folgen Zutaten, die das Dressing oder die Sauce gut aufsaugen, etwa Tofu, Bohnen, Pilze, Zucchinischeiben etc.
4. Noch mehr Biss erhält der Salat, wenn Sie gekochte Körner obenauf verteilen. Emmer, Quinoa und Graupen machen sich hervorragend in Salaten.
5. Verwenden Sie Nüsse und Samen/Saaten, dann kommen die jetzt dazu.
6. Zum Schluss kommen die Salatblätter Ihrer Wahl an die Reihe: Kopfsalat, Spinat, Grünkohl, Rucola oder eine Mischung davon.

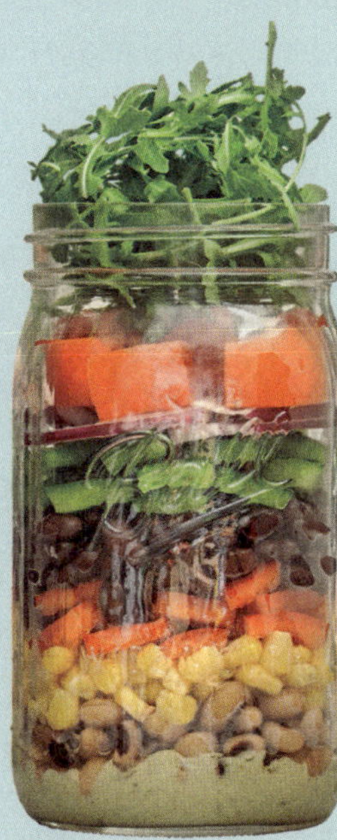

Zum Servieren stelle ich das Glas einfach kopfüber auf einen großen Teller oder in eine Schüssel. Probieren Sie es selbst mal mit dem Cowboy-Salat mit Kaviar (siehe Bild, Rezept auf S. 88), Rote-Bohnen-Salat mit Mais (S. 82) oder Gurkensalat mit Zwiebel und Quinoa (S. 93).

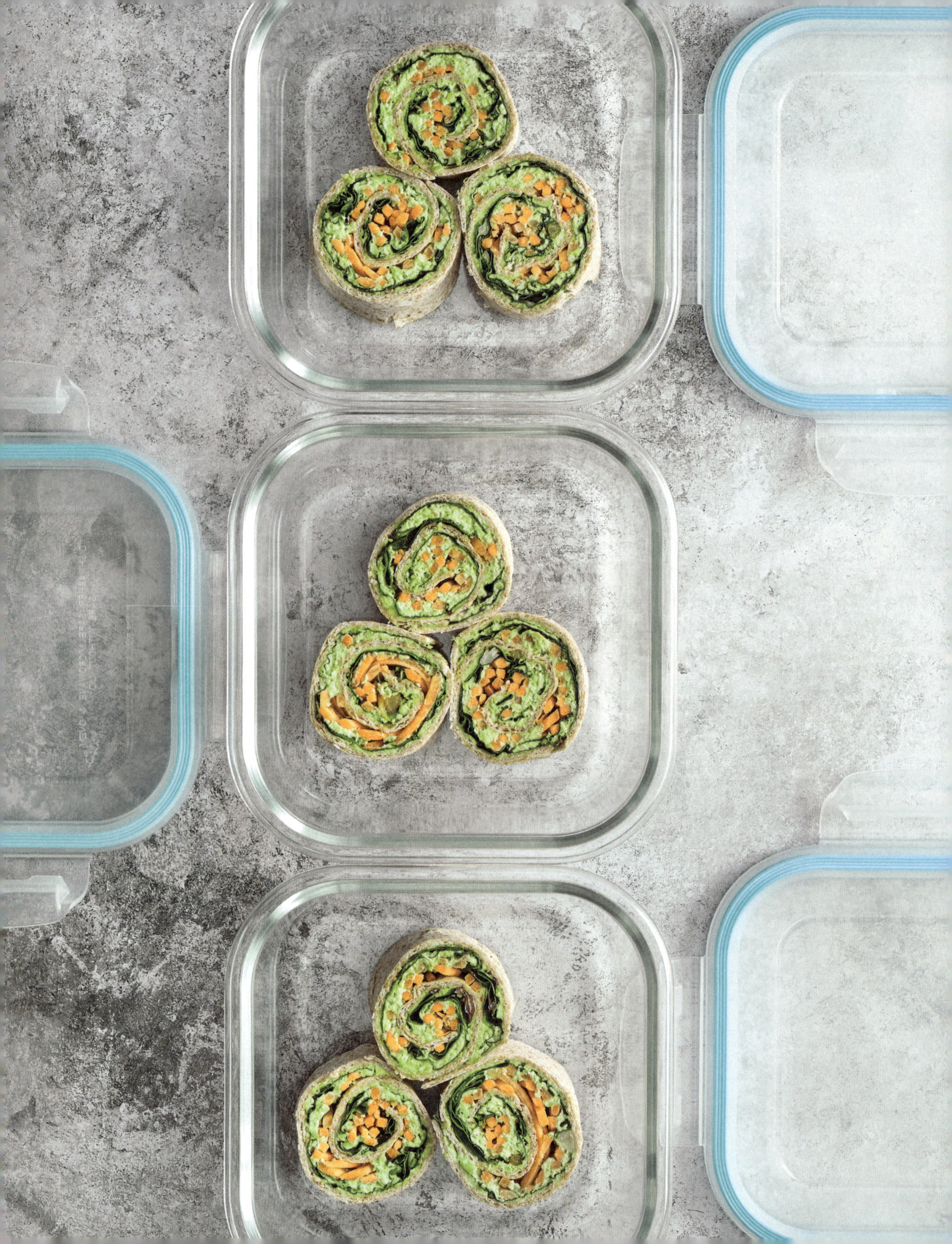

Meal-Prep-Plan 1

DIE KRAFT DER KÖRNER

In diesem Buch komme ich immer wieder auf die Grundzutaten einer veganen Ernährung zurück – die »Big Five«: Gemüse, Obst, Hülsenfrüchte und Bohnen, Körner sowie Nüsse und Samen. Außerdem führe ich Sie Schritt für Schritt durch die Rezepte, sodass Sie Mahlzeiten vorkochen können. In diesem Kapitel bringen wir das Ganze zusammen, sodass Sie nach ein paar Stunden in der Küche eine Reihe vorgekochter Mahlzeiten für eine Woche haben.

Wir beginnen mit einem Prep, nach dem sich viele Neu-Veganer sehnen: Frühstücks- und Snack-Ideen. Im Mittelpunkt stehen Körner, da sie in der veganen Ernährung von großer Bedeutung sind. Nichtsdestotrotz sollten Sie beim Zusammenstellen Ihrer Mahlzeiten immer darauf achten, dass alle genannten Big-Five-Gruppen darin vorkommen. Sogar die Pfannkuchen und Schnecken enthalten proteinreiche Hülsenfrüchte und Gemüse.

REZEPTE

Kürbis-Hafergrütze-Porridge (S. 62)

Herzhafte Pfannkuchen (S. 72)

Gemüse-Hummus-Schnecken (S. 141)

Gebackenes Granola (S. 142)

« Gemüse-Hummus-Schnecken (S. 141)

EINKAUFSLISTE

ÖLE UND ESSIGE

- Antihaft-Kochspray
- Olivenöl
- Zitronensaft

KRÄUTER UND GEWÜRZE

- Knoblauchsalz
- Salz
- Zwiebelpulver

FRISCHE PRODUKTE

- grünes Blattgemüse (Rucola, Spinat oder junge Grünkohlblätter) (90g)
- Karotten (2)
- Mangoldblätter (3)
- Pilze (90g)
- Zwiebel (1)

NÜSSE, SAMEN, TROCKENOBST

- Trockenobst, ungezuckert
- Kürbiskerne
- Sesam
- gehackte Nüsse (Walnusskerne, Pekannüsse, Cashewkerne)

KÖRNER

- Haferflocken
- Hafergrütze
- Tortillas (Vollkorn, Spinat- oder glutenfrei)
- Weizenvollkornmehl

KONSERVIERT, GETROCKNET UND ABGEPACKT

- Hummus (1 Packung, 180g)
- Kürbispüree (1 Dose, 200g)
- Tofu, weich (1 Block, 180g)
- vegane Milchalternative, ungesüßt (1 Packung, 225ml)

AUSSERDEM

- Ahornsirup
- Natron

BENÖTIGTE KÜCHENUTENSILIEN

- Backblech
- Blender oder Küchenmaschine
- Brat- oder Grillpfanne
- Frischhaltedosen
- großer Stieltopf
- Kochmesser
- Messbecher und -löffel
- Pfannenheber
- Rührschüsseln
- Schneidebrett

SCHRITT-FÜR-SCHRITT-ANLEITUNG

1. Erst das Gebackene Granola (S. 142) gemäß Schritt 1 bis 3 zubereiten.
2. Ist das Granola im Ofen, dann mit der Zubereitung des Rezepts Kürbis-Hafergrütze-Porridge (S. 62) gemäß Schritt 1 und 2 beginnen.
3. Sobald die Haferflocken kochen, die Gemüse-Hummus-Schnecken (S. 141) komplett zubereiten, auf 3 Frischhaltedosen verteilen und im Kühlschrank aufbewahren.
4. Anschließend die Herzhaften Pfannkuchen (S. 72) gemäß Schritt 1 bis 3 zubereiten.

	Frühstück	Snack
TAG 1	Kürbis-Haferflocken-Porridge	Gemüse-Hummus-Schnecken
TAG 2	Herzhafte Pfannkuchen	Gemüse-Hummus-Schnecken
TAG 3	Kürbis-Haferflocken-Porridge	Gemüse-Hummus-Schnecken
TAG 4	Herzhafte Pfannkuchen	Gebackenes Granola
TAG 5	Kürbis-Haferflocken-Porridge	Gebackenes Granola

5. Das Kürbis-Haferflocken-Porridge (Schritt 3 und 4) fertig kochen. Das Porridge gleichmäßig auf 4 Frischhaltedosen für 1 Portion oder breite 0,5-Liter-Einweckgläser verteilen. 3 Frischhaltedosen/Gläser in den Kühlschrank stellen und 1 einfrieren.

6. Das Granola aus dem Ofen nehmen und in 6 gleich große Portionen aufteilen. 2 davon jeweils in 1 Frischhaltedose für 1 Portion (oder in 1 große luftdicht verschließbare Frischhaltedose) geben und bei Raumtemperatur aufbewahren. Die restlichen 4 Portionen in einen Gefrierbeutel füllen und einfrieren; bis zu 3 Monate haltbar.

7. Dann die Herzhaften Pfannkuchen (Schritt 4) fertig backen und in 4 gleich große Portionen aufteilen. Für diese Woche jeweils 1 Portion in 2 Frischhaltedosen geben und diese im Kühlschrank aufbewahren.
Die Pfannkuchen für die beiden anderen Portionen jeweils durch Backpapier getrennt in einen großen Gefrierbeutel legen und einfrieren.

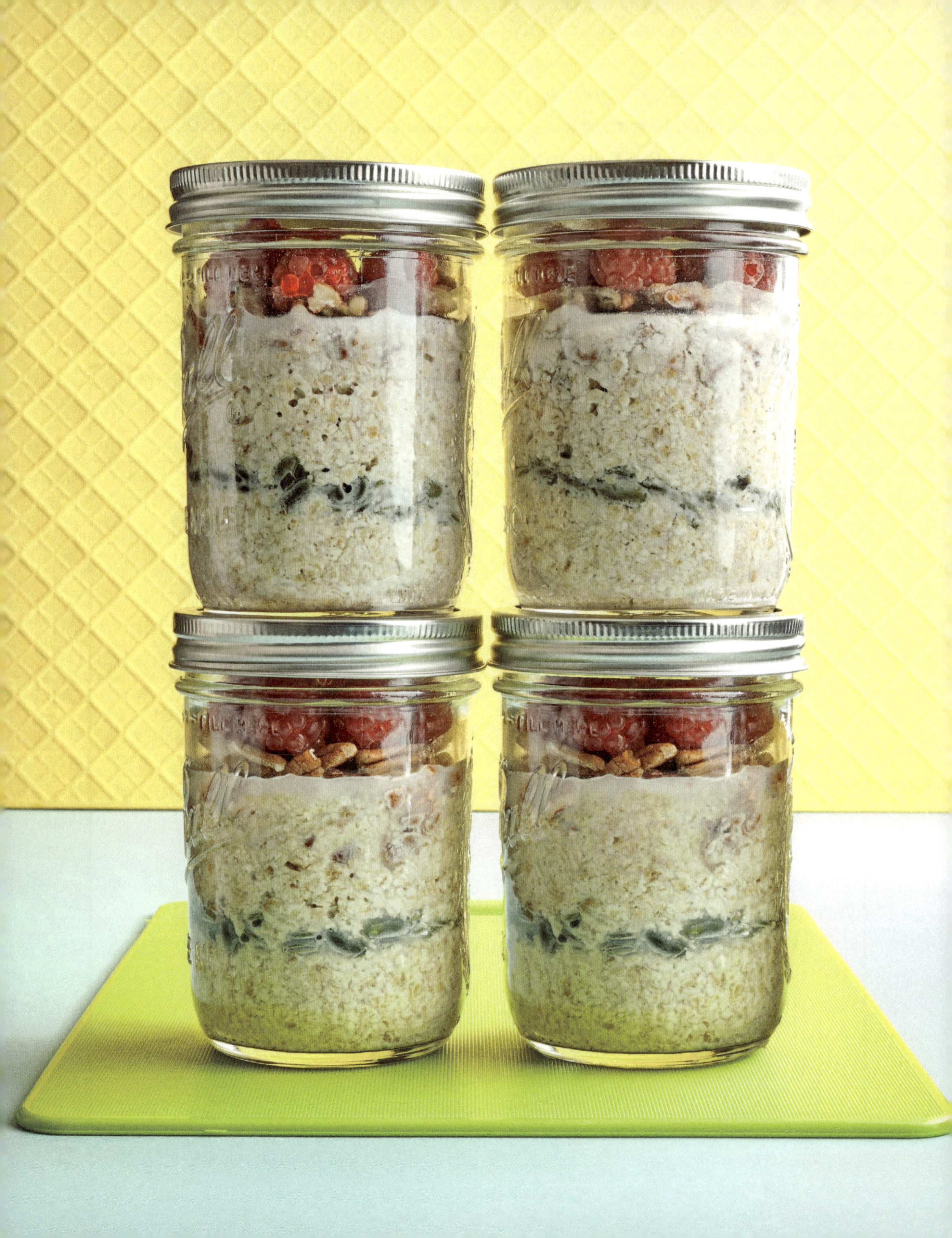

Meal-Prep-Plan 2

ERFRISCHEND

Diese Zusammenstellung ist ideal für den Sommer, wenn man möglichst wenig Zeit in der Küche verbringen will – 45 Minuten für vier Rezepte finde ich klasse! Und alles, ohne zu kochen. Kaum zu glauben! Wir verwenden verschiedene Obst- und Gemüsesorten für Suppe und Salat sowie Körner und Nüsse für Frühstück und Snacks. Damit die Woche ausgewogen über die Bühne geht, sollten Sie Ihr Augenmerk auf pflanzliche Eiweißquellen und Blattgemüse richten. Wer seinen Gazpacho noch bereichern will, kann meinen Rezepttipp berücksichtigen, der mit dem Tofu-Feta eine schnelle Lösung anbietet, die kein Kochen erfordert. Übrigens bleiben bei zwei Rezepten (Würziger Gazpacho mit Obst und Gemüse sowie Obstsalat mit Minze) Portionen übrig; Tipps zum Einfrieren finden Sie in den Schritt-für-Schritt-Anleitungen.

REZEPTE

Overnight Oats mit Zimt und Gewürzen (S. 64)

Würziger Gazpacho mit Obst und Gemüse (S. 105)

Cashew-Schoko-Trüffel (S. 144)

Obstsalat mit Minze (S. 145)

« Overnight Oats mit Zimt und Gewürzen (S. 64)

EINKAUFSLISTE

ÖLE UND ESSIGE
- Kokosöl
- Olivenöl
- ungewürzter Reisessig
- Zitronensaft

KRÄUTER UND GEWÜRZE
- Ingwer, gem.
- Salz
- schwarze Pfefferkörner
- Zimt

FRISCHE PRODUKTE
- Ananas (1)
- Dill, frischer (1 Bund)
- Erdbeeren (300g)
- Heidelbeeren (300g)
- Himbeeren (240g)
- Minze, frische (1 Bund)
- Paprika, rote (1)
- Salatgurke (1)
- Serrano-Chili (1)
- Tomaten, große (2)
- Wassermelone, kleine (1)
- Zwiebel, rote (1)

NÜSSE, SAMEN, TROCKENOBST
- Cashewkerne
- Datteln
- Kokosraspel, ungesüßt
- Kürbiskerne
- Pekannusskerne

KÖRNER
- Haferflocken

KONSERVIERT, GETROCKNET UND ABGEPACKT
- vegane Milchalternative, ungesüßt (1¼ l)

AUSSERDEM
- Ahornsirup
- Kakaopulver

BENÖTIGTE KÜCHENUTENSILIEN

- Backblech
- Blender oder Küchenmaschine
- Frischhaltedosen
- Kochmesser
- Messbecher und -löffel
- Rührschüssel
- Schneidebrett

SCHRITT-FÜR-SCHRITT-ANLEITUNG

1. Overnight Oats mit Zimt und Gewürzen (S. 64) zubereiten, gleichmäßig auf 5 breite Einweckgläser oder Frischhaltedosen verteilen und im Kühlschrank aufbewahren.

2. Obstsalat mit Minze (S. 145) komplett zubereiten und gleichmäßig auf 2 Frischhaltedosen und 2 Gefrierbeutel verteilen. Erstere im Kühlschrank aufbewahren, Letztere einfrieren. Das eingefrorene Obst für spätere Smoothies verwenden.

	Frühstück	Mittagessen	Snack
TAG 1	Overnight Oats mit Zimt und Gewürzen	Würziger Gazpacho mit Obst und Gemüse	Obstsalat mit Minze
TAG 2	Overnight Oats mit Zimt und Gewürzen	Würziger Gazpacho mit Obst und Gemüse	Obstsalat mit Minze
TAG 3	Overnight Oats mit Zimt und Gewürzen	Würziger Gazpacho mit Obst und Gemüse	Cashew-Schoko-Trüffel
TAG 4	Overnight Oats mit Zimt und Gewürzen	Würziger Gazpacho mit Obst und Gemüse	Cashew-Schoko-Trüffel
TAG 5	Overnight Oats mit Zimt und Gewürzen	Würziger Gazpacho mit Obst und Gemüse	Cashew-Schoko-Trüffel

3. Den Gazpacho mit Obst und Gemüse (S. 105) zubereiten. Anschließend 550 g jeweils in 5 Frischhaltedosen geben und diese in den Kühlschrank stellen. Den Rest in 1 großen Gefrierbeutel füllen, etikettieren und einfrieren; bis zu 3 Monate haltbar.

4. Die Cashew-Schoko-Trüffel (S. 144) zubereiten und jeweils 3–4 Trüffel auf 3 Frischhaltedosen verteilen (oder alle Trüffel in 1 große Frischhaltedose geben) und in den Kühlschrank stellen. Die restlichen Trüffel in 1 Gefrierbeutel füllen und einfrieren.

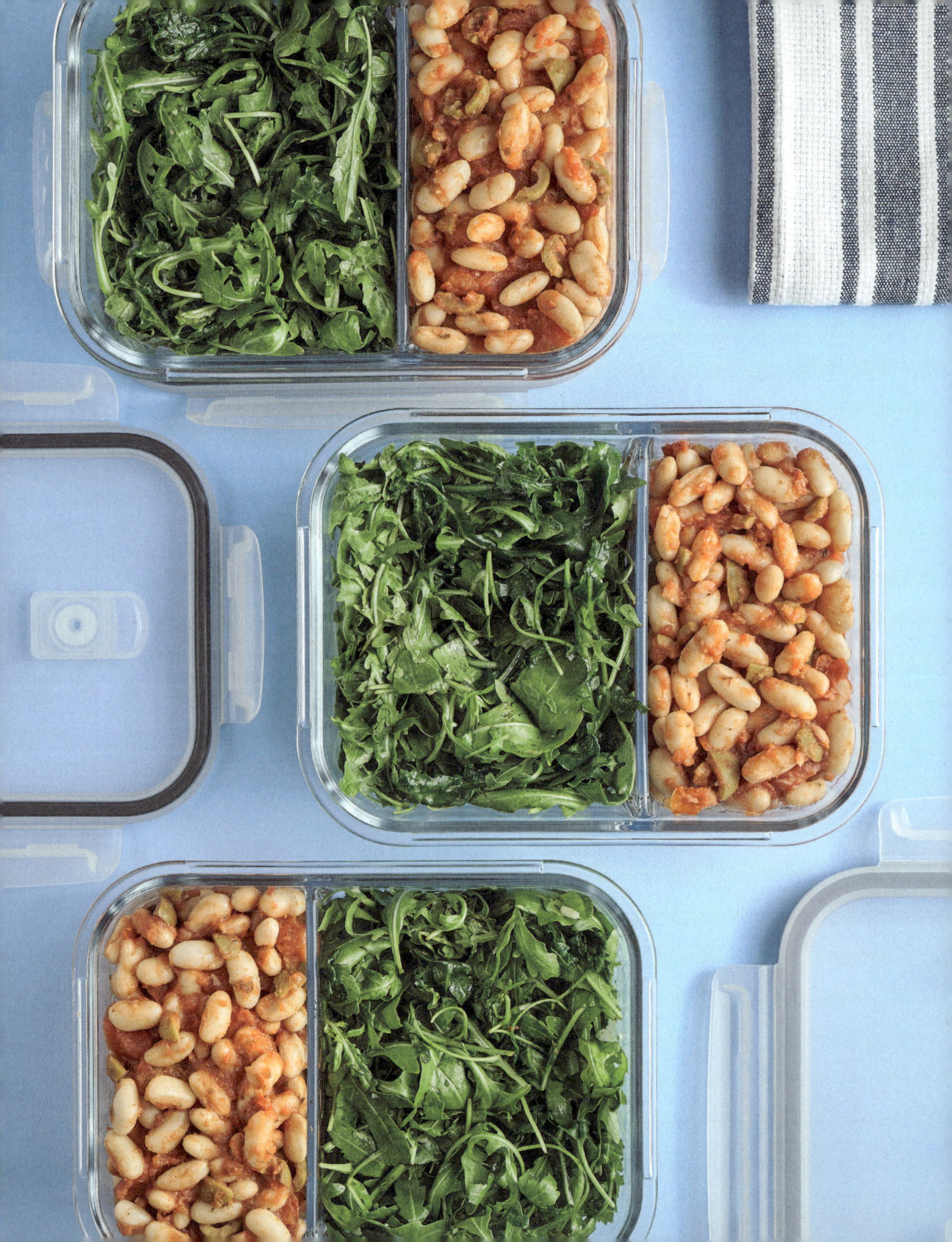

Meal-Prep-Plan 3

ALLES AUF GRÜN!

Diese Woche werden wir drei Dauerbrenner auf dem Herd zubereiten, wobei keiner länger als 35 bzw. 40 Minuten garen muss! In diesem grünen Prep dreht sich alles um Blattgemüse und darum, wie es veganen Mahlzeiten Farbe und unterschiedliche Texturen verleiht. Mit insgesamt 5 Zusatzportionen (2 x Mediterrane Bohnen mit Rucola, 3 x Italienische Linsen) erhalten Sie diese Woche Mahlzeiten für Frühstück, Mittag- und Abendessen (dennoch finden Sie in den Anleitungen auch Tipps zum Einfrieren).

REZEPTE

Tofu-Spinat-Scramble (S. 70)

Mediterrane Bohnen mit Rucola (S. 83)

Italienische Linsen (S. 111)

Grünkohlchips (S. 135)

« Mediterrane Bohnen mit Rucola (S. 83)

EINKAUFSLISTE

ÖLE UND ESSIGE

- Olivenöl
- Zitronensaft

KRÄUTER UND GEWÜRZE

- Basilikum, getr.
- Chilipulver
- Chipotle-Chilipulver
- geräuchertes Paprikapulver
- Kreuzkümmel, gem.
- Kurkuma, ge.
- Lorbeerblatt
- Oregano, getr.
- Rosmarin, getr.
- Thymian, getr.
- Salz
- schwarze Pfefferkörner

FRISCHE PRODUKTE

- Äpfel, Granny Smith (3)
- Grünkohl (1 Bund)
- Karotten (2)
- Romanasalat (3 Köpfe)
- Rucola (300g)
- Sellerie (3 Stangen)
- Spinat (500g)
- Zwiebel (1)

KONSERVIERT, GETROCKNET UND ABGEPACKT

- Cannellini-Bohnen (2 Dosen à 420g)
- gehackter Knoblauch (1 Glas à 130g)
- Gemüsebrühe (185ml)
- grüne Oliven (60g)
- Passierte Tomaten (800g)
- Puy- oder Tellerlinsen, getr.(450g)

AUSSERDEM

- Nussmus (1 Glas)
- Tofu, extrafest (1 Packung à 400g)

BENÖTIGTE KÜCHENUTENSILIEN

- Backblech
- Bratpfanne
- Frischhaltedosen
- großer Topf
- Kochmesser
- Messbecher und -löffel
- Rührschüssel
- Schneidebrett
- Stieltopf

SCHRITT-FÜR-SCHRITT-ANLEITUNG

1. Den Ofen auf 135 °C Ober-/ Unterhitze vorheizen.
2. Die Italienischen Linsen (S. 111) gemäß Schritt 1 bis 2 zubereiten.
3. Die Grünkohlchips (S. 135) laut Schritt 1 bis 3 zubereiten.
4. Den Tofu-Spinat-Scramble (S. 70) gemäß Schritt 1 bis 4 kochen.
5. Die Zubereitung der Mediterranen Bohnen mit Rucola (S. 83) gemäß Schritt 1 beginnen.
6. Mit der Zubereitung des Tofu-Spinat-Scramble gemäß Schritt 5 fortfahren.
7. Mit der Zubereitung der Mediterranen Bohnen mit Rucola wie in Schritt 2 fortfahren.

	Frühstück	Mittagessen	Snack
TAG 1	Tofu-Spinat-Scramble	Italienische Linsen mit Salat	Grünkohlchips
TAG 2	Tofu-Spinat-Scramble	Italienische Linsen mit Salat	Grünkohlchips
TAG 3	Tofu-Spinat-Scramble	Mediterrane Bohnen mit Rucola	Granny-Smith-Apfel mit Nussmus
TAG 4	Tofu-Spinat-Scramble	Italienische Linsen mit Salat	Granny-Smith-Apfel mit Nussmus
TAG 5	Tofu-Spinat-Scramble	Mediterrane Bohnen mit Rucola	Granny-Smith-Apfel mit Nussmus

8. Die Grünkohlchips aus dem Ofen nehmen, gleichmäßig auf 2 breite Einweckgläser oder Frischhaltedosen verteilen und bei Raumtemperatur aufbewahren.

9. Linsen abgießen und in einer Schüssel bei Raumtemperatur oder im Kühlschrank abkühlen lassen.

10. Tofu-Spinat-Scramble gleichmäßig auf 5 Frischhaltedosen verteilen und in den Kühlschrank stellen.

11. Die Zubereitung der Mediterranen Bohnen mit Rucola abschließen. Dazu erst den Rucola auf 4 Frischhaltedosen verteilen und darauf das Bohnengemüse geben. Danach 2 Frischhaltedosen im Kühlschrank aufbewahren und 2 einfrieren.

12. Für die Zubereitung der Italienischen Linsen mit Salat 3 gewaschene Romanasalatköpfe klein schneiden. 75 g abgekühlte (oder kalte) Linsen in 1 breites Einweckglas füllen und darauf ⅓ des Salats geben. Den Vorgang mit 2 weiteren Gläsern wiederholen und die Gläser in den Kühlschrank stellen. Die restlichen Linsen in 1 großen Gefrierbeutel geben und einfrieren.

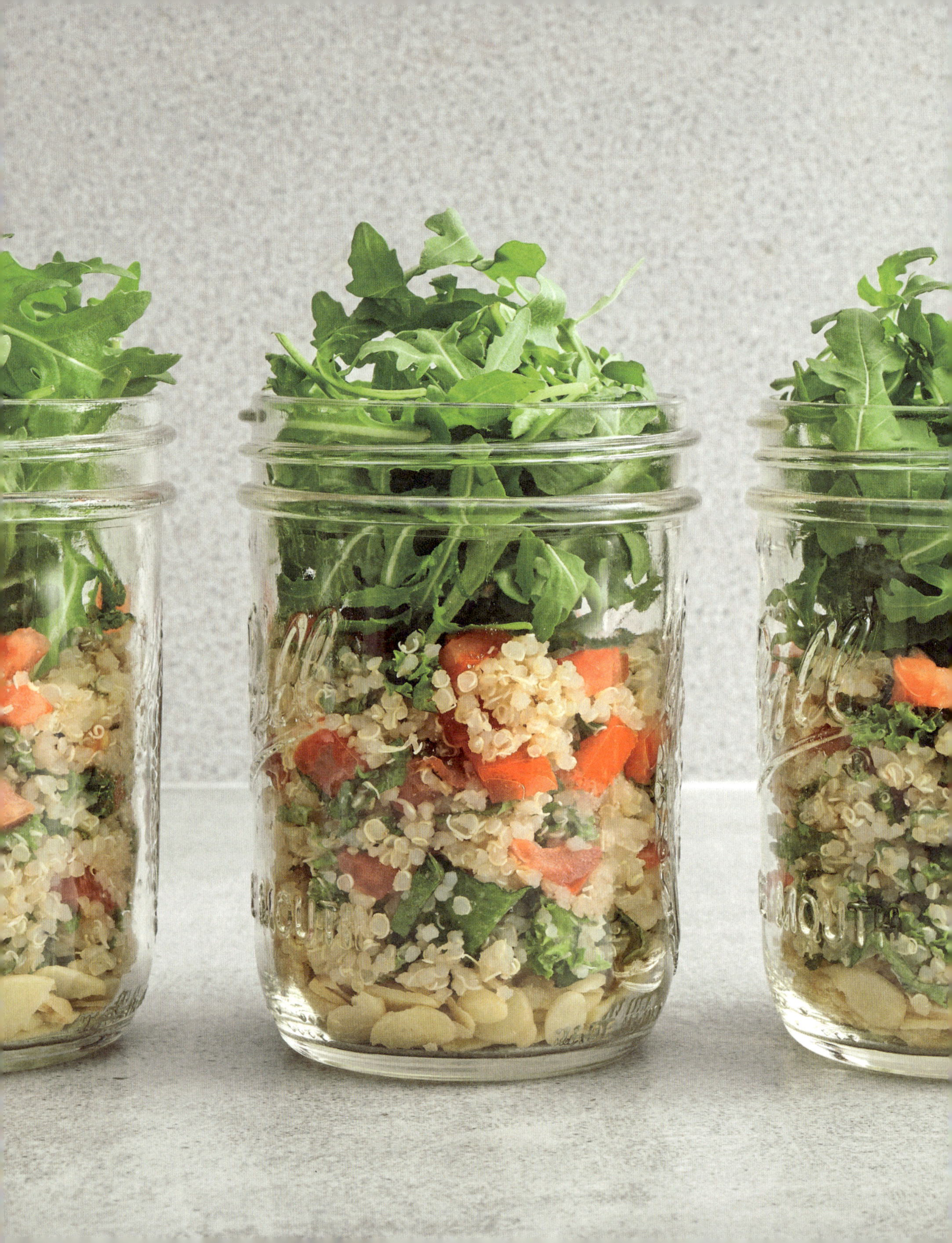

Meal-Prep-Plan 4

AUS LIEBE ZU HÜLSENFRÜCHTEN

Wenn Sie so sind wie ich, wurden sie nicht als VeganerIn geboren. Bohnen oder Hülsenfrüchte gab es bei uns zu Hause eher selten. Am Anfang meiner veganen Reise musste ich erst verschiedene Bohnen und Hülsenfrüchte kennen-, lieben und kochen lernen. Wie man sie zubereitet, erfahren sie in diesem Plan. Übrigens: Wussten Sie, dass Quinoa zwar zubereitet wird wie Getreide, aber gar keines ist? Das sogenannte Pseudogetreide ist reich an Lysin, einem wertvollen Protein. In diesem Prep bereiten Sie zwei Zusatzportionen des Rezepts Kartoffelpüree und Grünkohl mit weißen Bohnen zu; Sie könnten aus der Masse zwei Pattys für Gemüseburger formen und aufbewahren. Auch bleiben zwei Portionen des Rezepts Quinoa-Grünkohl-Bowl übrig, gut zum Beispiel als Abendessen oder zum Einfrieren.

REZEPTE

Kartoffel-Grünkohl-Püree mit weißen Bohnen (S. 78)

Quinoa-Grünkohl-Bowl (S. 89)

Dip aus weißen Bohnen und sonnengetrockneten Tomaten (S. 123)

Geröstete Kichererbsen (S. 139)

« Quinoa-Grünkohl-Bowl (S. 89)

EINKAUFSLISTE

ÖLE UND ESSIGE

- Olivenöl
- Zitronensaft

KRÄUTER UND GEWÜRZE

- geräuchertes Paprikapulver
- Knoblauchpulver
- Salz
- schwarze Pfefferkörner

FRISCHE PRODUKTE

- Babykarotten (1 Beutel à 900g)
- Grünkohl (350g)
- Kartoffeln, große (2)
- Salatgurke (1)
- Tomate (1)
- Zucchini (1)

KÖRNER

- Quinoa

KONSERVIERT, GETROCKNET UND ABGEPACKT

- Cannellini-Bohnen (1 Dose à 420g)
- gehackter Knoblauch (1 Glas à 130g)
- Gemüsebrühe (125ml)
- Kichererbsen (1 Dose à 420g)
- sonnengetrocknete Tomaten, in Öl (90g)
- weiße Bohnen (1 Dose à 420g)

BENÖTIGTE KÜCHENUTENSILIEN

- Backblech
- Blender oder Küchenmaschine
- Frischhaltedosen
- großer Topf
- Kartoffelstampfer oder Pürierstab
- Kochmesser
- Messbecher und -löffel
- Rührschüssel
- Schneidebrett
- Sieb
- Stieltopf

SCHRITT-FÜR-SCHRITT-ANLEITUNG

1. Den Ofen auf 220 °C Ober-/ Unterhitze vorheizen.
2. Mit der Zubereitung des Rezepts Kartoffel-Grünkohl-Püree mit weißen Bohnen (S. 78) gemäß Schritt 1 beginnen.
3. Mit der Zubereitung des Rezepts Quinoa-Grünkohl-Bowl (S. 89) laut Schritt 1 beginnen.
4. Geröstete Kichererbsen (S. 139) gemäß Schritt 1 bis 3 zubereiten.
5. Mit der Zubereitung des Rezepts Kartoffel-Grünkohl-Püree mit weißen Bohnen gemäß Schritt 2 fortfahren.
6. Mit der Zubereitung des Rezepts Quinoa-Grünkohl-Bowl laut Schritt 2 fortfahren.
7. Nach 15 Minuten Backzeit kontrollieren, ob die Kichererbsen gar sind.
8. Mit der Zubereitung des Rezepts Kartoffel-Grünkohl-Püree mit weißen Bohnen gemäß Schritt 3 fortfahren und das Gericht in 4 Portionen aufteilen. Davon 2

	Mittagessen	Snack
TAG 1	Kartoffel-Grünkohl-Püree mit weißen Bohnen	Geröstete Kichererbsen
TAG 2	Quinoa-Grünkohl-Bowl	Geröstete Kichererbsen
TAG 3	Kartoffel-Grünkohl-Püree mit weißen Bohnen	Dip aus weißen Bohnen und sonnengetrockneten Tomaten mit Rohkost
TAG 4	Quinoa-Grünkohl-Bowl	Dip aus weißen Bohnen und sonnengetrockneten Tomaten mit Rohkost
TAG 5	Kartoffel-Grünkohl-Püree mit weißen Bohnen	Dip aus weißen Bohnen und sonnengetrockneten Tomaten mit Rohkost

jeweils in eine Frischhaltedose geben und in den Kühlschrank stellen. Wer die beiden anderen Portionen einfrieren will, könnte sie erst zu Pattys formen, in 1 Gefrierbeutel geben und dann einfrieren. So können Sie sie später nach Bedarf für Gemüseburger auftauen und braten.

9. Den Ofen ausschalten und die Kichererbsen gemäß Schritt 4 des Rezepts Geröstete Kichererbsen abkühlen lassen. Übrige Kichererbsen als Croûton-Alternative für Salate oder als Garnierung für Suppen nutzen.

10. Die Quinoa-Grünkohl-Bowl gleichmäßig auf 4 Frischhaltedosen verteilen, diese entweder alle in den Kühlschrank stellen oder 2 davon einfrieren.

11. Dip aus weißen Bohnen und sonnengetrockneten Tomaten (S. 123) komplett zubereiten. Den Dip gleichmäßig auf 3 luftdicht verschließbare Frischhaltedosen verteilen und im Kühlschrank aufbewahren.

12. Zucchini in Stifte und die Salatgurke in Scheiben schneiden. Zusammen mit den jungen Karotten als Rohkost für den Dip auf 3 Frischhaltedosen oder Gefrierbeutel verteilen und im Kühlschrank aufbewahren.

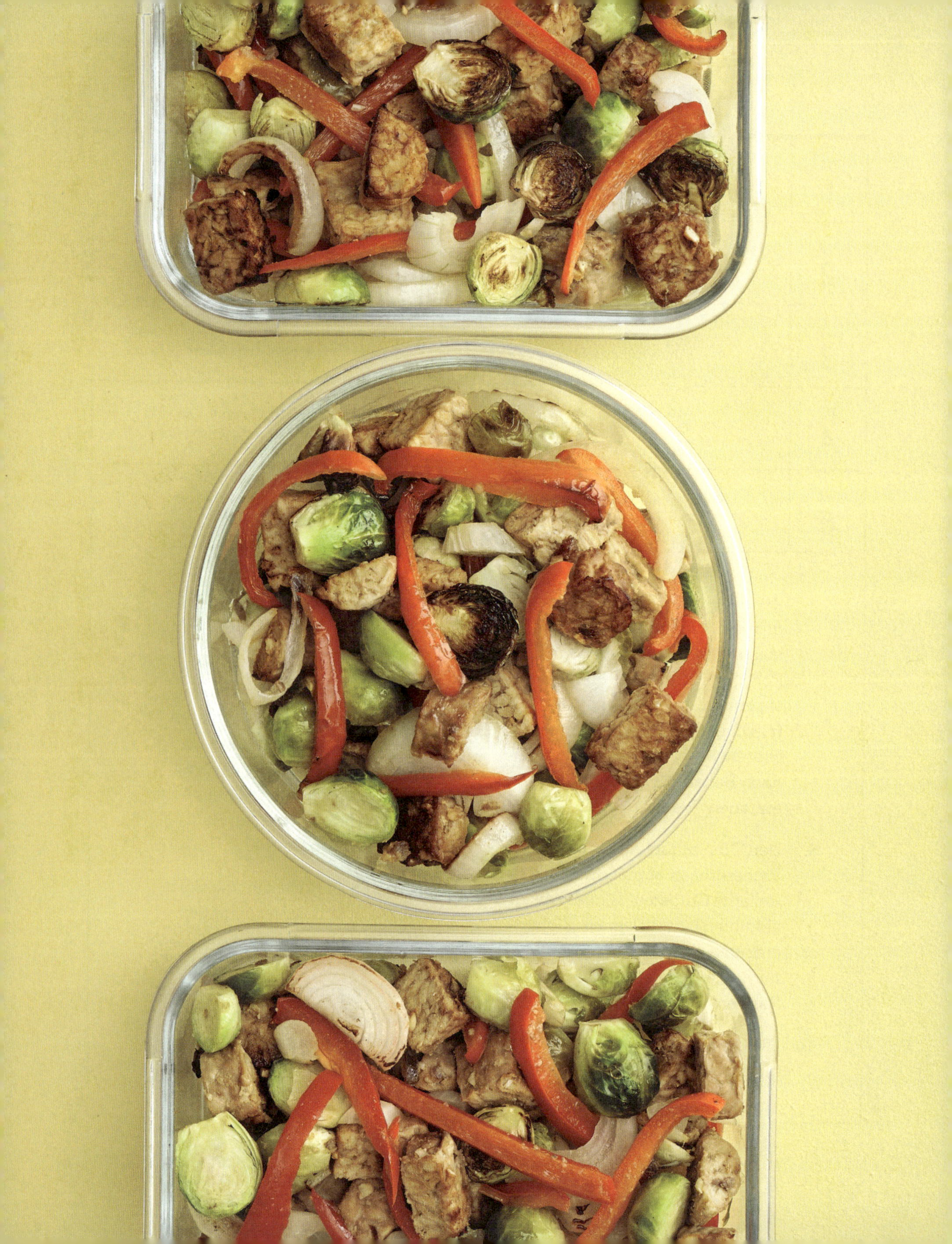

Meal-Prep-Plan 5

GEN OSTEN

Raffinierten Geschmack zu erzielen und Aromen zu kombinieren, das zählt zu den höheren Weihen der veganen Kochkunst. Ich bin ein großer Fan von Aromen der ost- und südasiatischen Küche mit ihrer Umami-Note, der »fünften Geschmacksqualität«. Mit ihr verleiht man auch veganen Gerichten einen herzhaften, fast fleischigen Geschmack. Im Rezept Einfaches Kitchari und in der Einkaufsliste kommt klein geschnittenes Gemüse vor. Das ist Absicht, denn so lassen sich Gemüsereste bestens verwerten. Sehen Sie deshalb vor dem Gemüseeinkauf immer erst im Kühlschrank und in Frischhalteboxen nach! In diesem Plan werden so viele Mahlzeiten zubereitet, dass sie für eine ganze Woche Mittag- und Abendessen reichen.

REZEPTE

Süßer Tamari-Tempeh mit gebackenem Gemüse (S. 76)

Einfaches Kitchari (S. 90)

Linsen mit roter Paprika (S. 112)

Tamari-Mandeln (S. 138)

« Süßer Tamari-Tempeh mit gebackenem Gemüse (S. 76)

EINKAUFSLISTE

ÖLE UND ESSIGE

- Olivenöl
- Zitronensaft

KRÄUTER UND GEWÜRZE

- Chilipulver
- Fenchelsamen
- Ingwer, gem.
- Koriander, gem.
- Kreuzkümmel, gem.
- Kurkuma, gem.
- Salz
- schwarze Pfefferkörner

FRISCHE PRODUKTE

- Ingwer, frisch (2½ cm)
- Jalapeño-Chili (1)
- Paprika, rote (2)
- Rosenkohl (450g) oder Blumenkohl (1 Kopf)
- Tomate (1)
- klein geschnittenes Gemüse (Karotte, Blumenkohl, Sommer- oder Winterkürbis, Brokkoli, Kartoffel; 900g)
- Zitrone (1)
- Zwiebel (1)
- Zwiebel, rote (1)
- große rote Chilischote

NÜSSE, SAMEN, TROCKENOBST

- Datteln
- Mandeln, blanchiert

KÖRNER

- Basmatireis
- Sauerteig- oder knuspriges Brot (1)

KONSERVIERT, GETROCKNET UND ABGEPACKT

- gehackter Knoblauch (1 Glas à 130g)
- gelbe Mungobohnen oder Schälerbsen, getr. (120g)
- stückige Tomaten (1 Dose à 420g)
- rote Linsen, getr.(200g)

AUSSERDEM

- Nährhefe
- Tamari oder Sojasauce
- Tempeh (1 Packung à 450g)

BENÖTIGTE KÜCHENUTENSILIEN

- Backbleche (2)
- Blender oder Küchenmaschine
- Frischhaltedosen
- große Töpfe (2)
- Kochmesser
- Messbecher und -löffel
- Schneidebrett
- Sieb

SCHRITT-FÜR-SCHRITT-ANLEITUNG

Bevor Sie anfangen, sollten Sie den Tempeh für das Rezept Süßer Tamari-Tempeh mit gebackenem Gemüse erst mindestens 1 Stunde marinieren, besser noch über Nacht. Sorgen Sie also dafür, dass Sie die benötigten Zutaten schon am Abend vor dem eigentlichen Zubereitungstag zur Hand haben, dann kann die Marinade sich voll entfalten, und das lohnt sich.

1. Den Ofen auf 200 °C Ober-/Unterhitze vorheizen.
2. Mit der Zubereitung des Rezepts Einfaches Kitchari (S. 90) gemäß Schritt 1 beginnen.
3. Anschließend das Rezept Süßer Tamari-Tempeh mit gebackenem Gemüse (S. 76) laut Schritt 1 bis 3 zubereiten.

	Mittagessen	Abendessen	Snack
TAG 1	Einfaches Kitchari	Süßer Tamari-Tempeh mit gebackenem Gemüse	Tamari-Mandeln
TAG 2	Süßer Tamari-Tempeh mit gebackenem Gemüse	Linsen mit roter Paprika und knusprigem Brot	Tamari-Mandeln
TAG 3	Einfaches Kitchari	Linsen mit roter Paprika und knusprigem Brot	Tamari-Mandeln
TAG 4	Linsen mit roter Paprika und knusprigem Brot	Süßer Tamari-Tempeh mit gebackenem Gemüse	Tamari-Mandeln
TAG 5	Süßer Tamari-Tempeh mit gebackenem Gemüse	Linsen mit roter Paprika und knusprigem Brot	Tamari-Mandeln

4. Dann die Tamari-Mandeln (S. 130) gemäß Schritt 1 und 2 zubereiten.

5. Mit der Zubereitung des Rezepts Einfaches Kitchari gemäß Schritt 2 bis 5 fortfahren.

6. Die Mandeln aus dem Ofen nehmen und abkühlen lassen.

7. Nach 25 Minuten mit der Zubereitung des Rezepts Süßer Tamari-Tempeh mit gebackenem Gemüse laut Schritt 4 fortfahren.

8. Linsen mit roter Paprika (S. 112) gemäß Schritt 1 zubereiten.

9. Das Gericht Einfaches Kitchari auf 5 Frischhaltedosen für 1 Portion verteilen. Davon 2 in den Kühlschrank stellen und 3 einfrieren.

10. Zum Abschluss der Zubereitung der roten Linsen Zitronensaft hinzugeben. Das Gericht auf 4 Frischhaltedosen für 1 Portion verteilen und in den Kühlschrank stellen.

11. Das Gericht Süßer Tamari-Tempeh mit gebackenem Gemüse auf 4 Frischhaltedosen für 1 Portion verteilen und in den Kühlschrank stellen.

12. Die Zubereitung der Tamari-Mandeln gemäß Schritt 3 abschließen. Anschließend 3 Portionen (die Hälfte) in einen großen Gefrierbeutel füllen und einfrieren. Den Rest gleichmäßig auf 5 luftdicht verschließbare Frischhaltedosen oder Gefrierbeutel verteilen und bei Raumtemperatur aufbewahren.

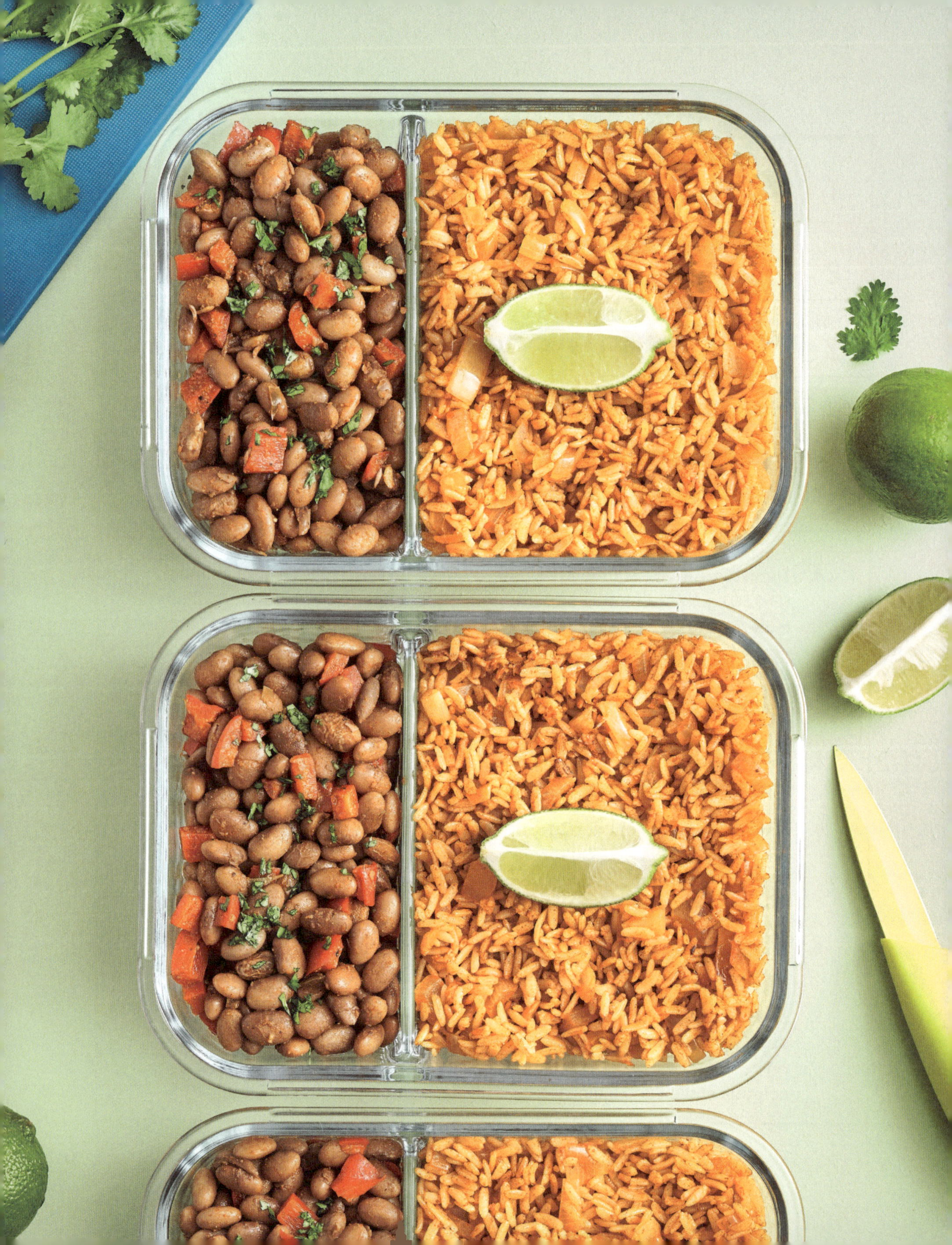

Meal-Prep-Plan 6

FIESTA-ZEIT

Und schon kommen wir zum nächsten Geschmacksprofil, das perfekt zur veganen Küche passt – den mexikanischen Aromen. In diesen Rezepten kommen Kreuzkümmel, Chili- und Paprikapulver zum Einsatz – alles Zutaten mit einer würzigen Umami-Note. Um Sie dabei zu unterstützen, im Alltag vegan zu kochen, möchte ich Ihnen zeigen, wie vielseitig Bohnen sind und wie sie diese Aromen verwenden, ohne dass es jemals langweilig wird. In diesem Plan brauchen Sie nur zwei gebackene Kartoffeln, aber bereiten Sie ruhig drei oder mehr zu und verwenden Sie sie für ein Mittag- oder Abendessen in dieser Woche. Lassen Sie sich von der Vielzahl der Rezepte nicht abschrecken, die sind alle ganz einfach.

Hinweis: Im Rezept Rote-Bohnen-Salat mit Mais und auch für die Snacks kommt eine würzige Cashewcreme zum Einsatz. Schmeckt toll zu Tortillachips oder Rohkost – oder zu beidem, Ihre Entscheidung!

REZEPTE

Rote-Bohnen-Salat mit Mais (S. 82)

Basisrezept gebackene Kartoffeln (S. 107)

Pikante Pinto-Bohnen (S. 110)

Spanischer Reis (S. 118)

Cashewcreme (S. 130)

Taco-Pita-Pizzen (S. 136)

« Pikante Pinto-Bohnen (S. 110) und Spanischer Reis (S. 118)

EINKAUFSLISTE

ÖLE UND ESSIGE

- Olivenöl
- ungewürzter Reis- oder Apfelessig
- Zitronensaft

KRÄUTER UND GEWÜRZE

- Chilipulver
- Kreuzkümmel, gem.
- Paprikapulver
- Salz
- schwarze Pfefferkörner

FRISCHE PRODUKTE

- Gemüse zum Dippen (Babykarotten, Sellerie, Salatgurke, Radieschen; 220 bis 450g)
- Jalapeño-Chili (2)
- Kartoffeln (5)
- rote Paprikaschote (1)
- Pilze (100g)
- Romanasalat (3 Köpfe)
- Tomate (1)
- Zwiebel (1)

NÜSSE, SAMEN, TROCKENOBST

- Cashewkerne

KÖRNER

- brauner Rundkornreis
- Pitabrötchen in Sandwichgröße oder Sandwichbrotscheiben (4)
- Tortillachips (1 Tüte à 90g)

KONSERVIERT, GETROCKNET UND ABGEPACKT

- Bohnenmus (240g)
- gehackter Knoblauch (1 Glas à 130g)
- Gemüsebrühe (700ml)
- Kidneybohnen (2 Dosen à 420g)
- Pinto-Bohnen (2 Dosen à 420g)
- Pizzasauce (1 Dose à 240ml)
- Tomatenmark (1 Dose à 175g)

AUSSERDEM

- TK-Mais (320g)

BENÖTIGTE KÜCHENUTENSILIEN

- Backblech
- Blender oder Küchenmaschine
- Frischhaltedosen
- großer Topf
- Kochmesser
- Messbecher und -löffel
- Schneidebrett
- Stieltopf

SCHRITT-FÜR-SCHRITT-ANLEITUNG

Denken Sie daran, dass die Cashewnüsse erst 1 Stunde einweichen müssen, bevor Sie anfangen können.

1. Den Ofen auf 200 °C Ober-/Unterhitze vorheizen.
2. Mit der Zubereitung des Rezepts Spanischer Reis (S. 118) gemäß Schritt 1 beginnen.
3. Das Basisrezept gebackene Kartoffeln (S. 107) gemäß Schritt 1 und 2 zubereiten.
4. Mit der Zubereitung des Rezepts Pikante Pinto-Bohnen (S. 110) laut Schritt 1 beginnen.
5. Den Rote-Bohnen-Salat mit Mais (S. 82) komplett zubereiten, auf Einweckgläser verteilen und in den Kühlschrank stellen.
6. Nach 45 Minuten den Spanischen Reis vom Herd nehmen.
7. Die Taco-Pita-Pizzen (S. 136) gemäß Schritt 1 bis 3 zubereiten.

	Mittagessen	Abendessen	Snack
TAG 1	Pikante Pinto-Bohnen und Spanischer Reis	Rote-Bohnen-Salat mit Mais	Taco-Pita-Pizza
TAG 2	Rote-Bohnen-Salat mit Mais	Pikante Pinto-Bohnen und Basisrezept gebackene Kartoffeln	Taco-Pita-Pizza
TAG 3	Pikante Pinto-Bohnen und Spanischer Reis	Rote-Bohnen-Salat mit Mais	Cashewcreme mit Chips oder Gemüse
TAG 4	Pikante Pinto-Bohnen und Spanischer Reis	Rote-Bohnen-Salat mit Mais	Cashewcreme mit Chips oder Gemüse
TAG 5	Basisrezept gebackene Kartoffeln (mit Ihrem Lieblingstopping wie veganer Butter, veganem Sauerrahm und Schnittlauch)	Pikante Pinto-Bohnen und Spanischer Reis	Cashewcreme mit Chips oder Gemüse

8. Die Pinto-Bohnen vom Herd nehmen und auf 2 Frischhaltedosen verteilen. Davon 1 in den Kühlschrank stellen und 1 einfrieren.
9. Die Kartoffeln, wenn sie weich sind, aus dem Ofen nehmen.
10. Das Rezept Cashewcreme (S. 130) gemäß Schritt 1 und 2 zubereiten. Die Creme in 1 Einweckglas füllen und im Kühlschrank aufbewahren.
11. Wenn Sie Rohkost als Snack essen wollen, das Gemüse waschen, putzen, in Stäbchen bzw. Scheiben schneiden und auf 3 Frischhaltedosen oder Plastikbeutel verteilen.
12. Den Spanischen Reis auflockern, auf 4 Frischhaltedosen verteilen, jeweils Pinto-Bohnen nach Belieben dazugeben und Dosen in den Kühlschrank stellen.
13. Die Pita-Pizzen aus dem Ofen nehmen, vollständig abkühlen lassen und jede Pizza einzeln in 1 Frischhaltedose geben. Alternativ alle Pizzen, durch Backpapier voneinander getrennt, in 1 großen Gefrierbeutel legen. Oder 2 Pizzen im Kühlschrank aufbewahren und die beiden anderen für spätere Verwendung einfrieren.
14. Die Kartoffeln in 1 großen Gefrierbeutel oder 1 luftdicht verschließbare Frischhaltedose geben und im Kühlschrank aufbewahren.

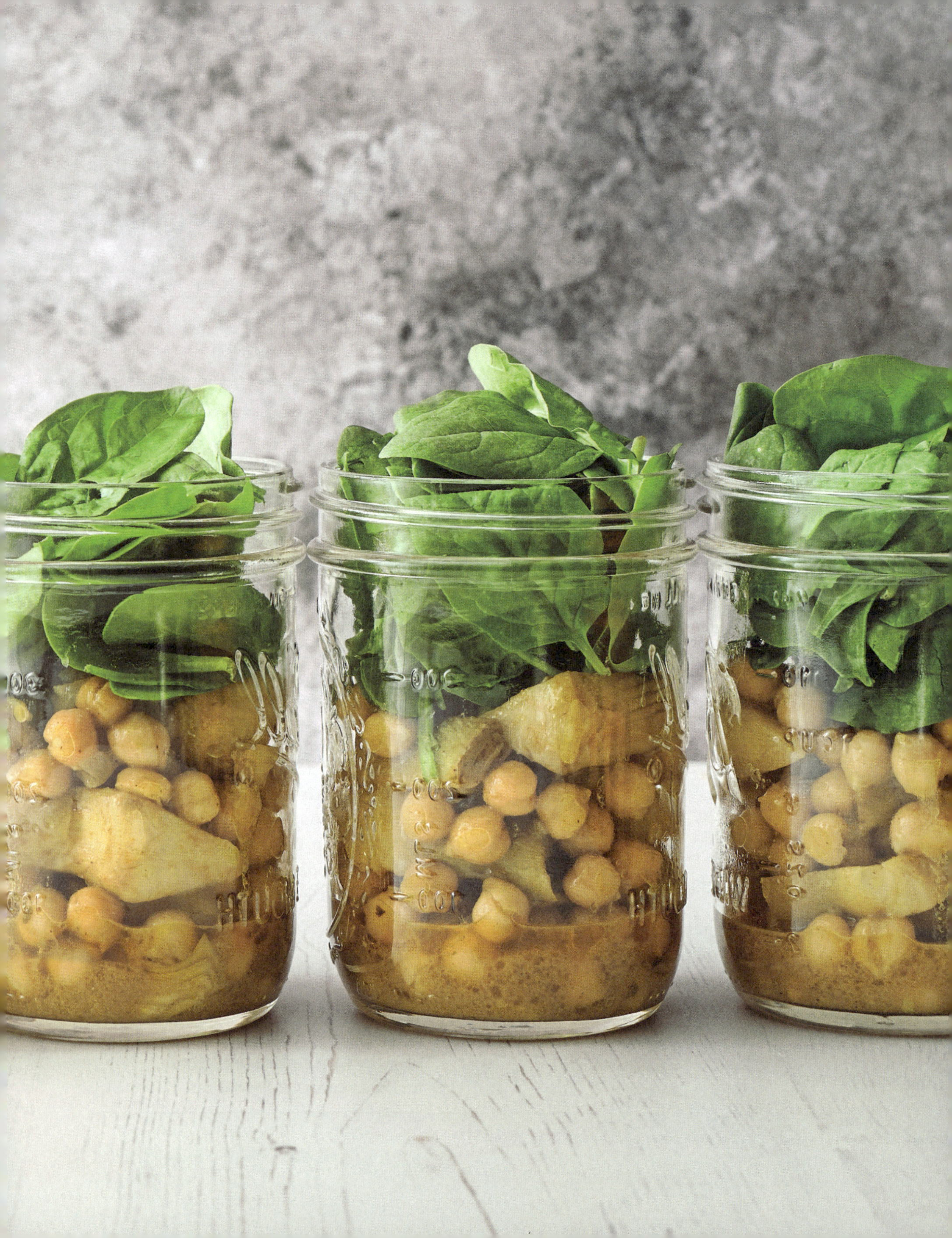

Meal-Prep-Plan 7

KÖSTLICHE BOWLS

Sind Ihnen »Buddha-Bowls« ein Begriff? Im Englischen werden sie auch »Hippie-Bowls« genannt, eine Anspielung auf die früheren Hippies, die sich gern von Bohnen, Gemüse und Körnern ernährten. Heutzutage sind Bowls sehr beliebt. Wenig erstaunlich, denn in ihnen lassen sich wunderbar Reste verwerten, und gleichzeitig werden sie allen Nährstoffansprüchen gerecht. In den Bowls dieser Woche spielen Hülsenfrüchte, Körner, Gemüse (jede Menge) und Obst die Hauptrollen. So einfach kann es sein, sich selbst und der Familie ausgewogene Mahlzeiten zu servieren.

REZEPTE

Grüne-Erbsen-Risotto (S. 77)

Warmer Gemüsesalat (S. 80)

Gurkensalat mit Zwiebel und Quinoa (S. 93)

Kichererbsen-Artischocken-Curry (S. 95)

Grünkohlpesto mit Parmesan-Note (S. 122)

Obstsalat mit Minze (S. 145)

« Kichererbsen-Artischocken-Curry (S. 95)

EINKAUFSLISTE

ÖLE UND ESSIGE

- Olivenöl
- Weißweinessig
- Zitronensaft

KRÄUTER UND GEWÜRZE

- Currypulver
- Dill, getr.
- Koriander, gem.
- Kreuzkümmel, gem.
- Salz
- schwarze Pfefferkörner

FRISCHE PRODUKTE

- Ananas (1)
- Dill, frisch (1 Bund)
- Erdbeeren (300g)
- Grünkohl (130g)
- Heidelbeeren (300g)
- Himbeeren (240g)
- Karotten (450g)
- Kopfsalat (Romana, Eisberg bzw. grüner oder roter Blattsalat) (200g)
- Limette (1)
- Minze, frisch (1 Bund)
- rotschalige Kartoffeln (4)
- Salatgurke, große (1)
- Sellerie (1 Stange)
- Zwiebel, kleine (1)
- Zwiebel, große (1)

NÜSSE, SAMEN, TROCKENOBST

- Walnusskerne

KÖRNER

- Arborio-Reis
- Quinoa

KONSERVIERT, GETROCKNET UND ABGEPACKT

- Artischockenherzen (1 Dose à 420g)
- gehackter Knoblauch (1 Glas à 130g)
- Gemüsebrühe (500ml)
- Hummus (1 Packung à 225g)
- Kichererbsen (1 Dose à 420g)
- Kokosmilch (1 Dose à 160g)

AUSSERDEM

- Ahornsirup
- Nährhefe
- TK-Erbsen (300g)
- Vegane Butter (1 Packung à 225g)
- Veganer Zucker

BENÖTIGTE KÜCHENUTENSILIEN

- Frischhaltedosen
- große Bratpfannen (2)
- großer Topf
- Kochmesser
- Küchenmaschine
- Messbecher und -löffel
- mittelgroßer Koch- oder Stieltopf
- Schneidebrett

SCHRITT-FÜR-SCHRITT-ANLEITUNG

1. Mit der Zubereitung des Rezepts Grüne-Erbsen-Risotto (S. 77) gemäß Schritt 1 beginnen.
2. Das Rezept Warmer Gemüsesalat (S. 80) laut Schritt 1 zubereiten.
3. Mit der Zubereitung des Rezepts Gurkensalat mit Zwiebel und Quinoa (S. 93) wie in Schritt 1 beginnen.
4. Für den Gemüsesalat die Karotten zu den garenden Kartoffeln geben.

	Mittagessen	Abendessen	Snack
TAG 1	Kichererbsen-Artischocke-Curry	Warmer Gemüsesalat mit Grünkohlpesto mit Parmesan-Note	Obstsalat mit Minze
TAG 2	Gurkensalat mit Zwiebel und Quinoa	Grüne-Erbsen-Risotto	Obstsalat mit Minze
TAG 3	Warmer Gemüsesalat mit Grünkohlpesto mit Parmesan-Note	Kichererbsen-Artischocke-Curry	Obstsalat mit Minze
TAG 4	Grüne-Erbsen-Risotto	Warmer Gemüsesalat mit Grünkohlpesto mit Parmesan-Note	Obstsalat mit Minze
TAG 5	Warmer Gemüsesalat mit Grünkohlpesto mit Parmesan-Note	Gurkensalat mit Zwiebel und Quinoa	Hummus mit Karotten- und Selleriestiften

5. Kichererbsen-Artischocken-Curry (S. 95) gemäß Schritt 1 und 2 zubereiten.
6. Das Grüne-Erbsen-Risotto laut Schritt 2 fertigstellen. Risotto in 4 gleich große Portionen aufteilen. 2 davon jeweils in 1 Frischhaltedose für 1 Portion füllen, den Rest im Kühlschrank aufbewahren oder in luftdichten Frischhaltedosen oder Gefrierbeuteln einfrieren.
7. Bei der Zubereitung des Rezepts Gurkensalat mit Zwiebel und Quinoa mit Schritt 2 bis 4 fortfahren. Zum Abkühlen beiseite stellen.
8. Kichererbsen-Artischocken-Curry auf 4 Frischhaltedosen verteilen, abkühlen lassen, 2 Portionen in den Kühlschrank stellen und 2 einfrieren.
9. Grünkohlpesto mit Parmesan-Note (S. 122) fertig zubereiten.
10. Den Warmen Gemüsesalat gleichmäßig auf 4 Frischhaltedosen verteilen und darauf jeweils etwas Grünkohlpesto mit Parmesan-Note geben. Die Dosen in den Kühlschrank stellen.
11. Gurkensalat mit Zwiebel und Quinoa gemäß Schritt 5 des Rezepts auf 4 breite 1-Liter-Einweckgläser verteilen, diese verschließen und in den Kühlschrank stellen.
12. Obstsalat mit Minze (S. 137) aufteilen und in den Kühlschrank stellen.

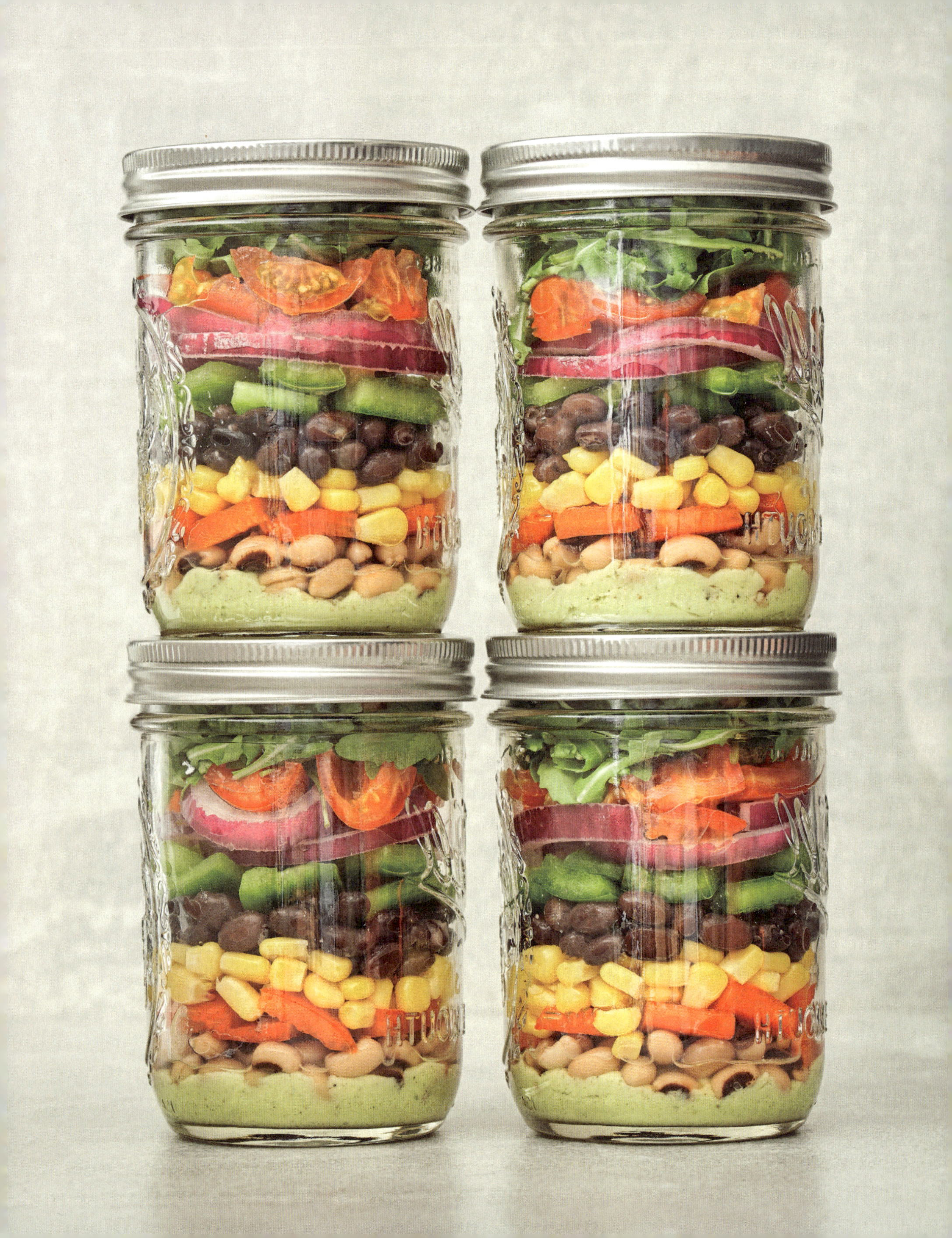

Meal-Prep-Plan 8

WIE FRÜHER

Die Entscheidung für die vegane Küche geht oft einher mit der Lust, neue Zutaten und Rezepte kennenzulernen. Dazu gehört es auch, gesunde vegane Varianten von altbekannten Lieblingsgerichten zu versuchen. Und genau darum geht es hier. Den Anfang macht die Graupen-Frühstücks-Bowl. Haferflocken kennt sicher jeder, aber es gibt noch viel mehr Frühstückskörner. Polenta ist in Butter gebraten oder mit Milch und Parmesan verfeinert natürlich nicht vegan, aber unsere cremige Version kommt ohne all das aus. Ebenso verhält es sich mit den beliebten Käse-Makkaroni – wer braucht da schon Käse? Das Dressing nach Caesar-Art schmeckt wunderbar als Gemüsedip, passt aber auch in Kombination mit einem Salat gut als Beilage zu Polenta und den Käse-Makkaroni.

REZEPTE

Graupen-Frühstücks-Bowl (S. 65)

Cremige Pilz-Polenta (S. 84)

Cowboy-Salat mit Kaviar (S. 88)

Gesunde Käse-Makkaroni (S. 94)

Dressing nach Caesar-Art (S. 125)

« Cowboy-Salat mit Kaviar (S. 88)

EINKAUFSLISTE

ÖLE UND ESSIGE
- Olivenöl
- Rotweinessig
- ungewürzter Reis-, Apfel- oder Weißweinessig
- Zitronensaft

KRÄUTER UND GEWÜRZE
- Kreuzkümmel, ge.
- Kurkuma, gem.
- Oregano, getr.
- Salz
- schwarze Pfefferkörner

FRISCHE PRODUKTE
- Avocado (2)
- grünes Blattgemüse (Grünkohl, Spinat, Rucola oder Romanasalat) (240g)
- Paprikaschote, grün (1)
- Paprikaschote, rot (1)
- Pilze aller Art (200g)
- rote Zwiebel (1)
- Tomate, groß (1)

NÜSSE, SAMEN, TROCKENOBST
- Cranberrys, getr.
- Mandelblättchen

KÖRNER
- Maismehl
- Perlgraupen
- vegane Makkaroni

KONSERVIERT, GETROCKNET UND ABGEPACKT
- gehackter Knoblauch (1 Glas à 130g)
- Gemüsebrühe (1 l)
- Mais (1 Dose à 420g)
- Schwarzaugenbohnen (1 Dose à 420g)
- schwarze Bohnen (1 Dose à 420g)
- vegane Milchalternative mit Vanillegeschmack, gesüßt (750ml)

AUSSERDEM
- Dijonsenf
- Nährhefe
- vegane Butter (1 Packung à 225g)
- vegane Mayonnaise
- vegane Worcestersauce

BENÖTIGTE KÜCHENUTENSILIEN

- Blender oder Küchenmaschine
- Frischhaltedosen
- großer Stieltopf (2)
- großer Topf
- Kochmesser
- Messbecher und -löffel
- Rührschüssel
- Schneidebrett

SCHRITT-FÜR-SCHRITT-ANLEITUNG

1. Die Graupen-Frühstücks-Bowl (S. 65) gemäß Schritt 1 zubereiten.
2. Mit der Zubereitung des Rezepts Cremige Pilz-Polenta (S. 84) wie in Schritt 1 beginnen.
3. Mit der Zubereitung des Rezepts Gesunde Käse-Makkaroni (S. 94) gemäß Schritt 1 anfangen.
4. Das Rezept Cowboy-Salat mit Kaviar (S. 88) laut Schritt 1 und 2 zubereiten.
5. Mit der Zubereitung des Rezepts Cremige Pilz-Polenta wie in Schritt 2 und 3 fortfahren. Polenta gleichmäßig auf 6 Frischhaltedosen für 1 Por-

	Frühstück	Mittagessen	Abendessen	Snack
TAG 1	Graupen-Frühstücks-Bowl	Cremige Pilz-Polenta	Cowboy-Salat mit Kaviar	Rohkost mit Dressing nach Caesar-Art
TAG 2	Graupen-Frühstücks-Bowl	Gesunde Käse-Makkaroni	Cremige Pilz-Polenta	Rohkost mit Dressing nach Caesar-Art
TAG 3	Graupen-Frühstücks-Bowl	Cowboy-Salat mit Kaviar	Gesunde Käse-Makaroni	Rohkost mit Dressing nach Caesar-Art
TAG 4	Graupen-Frühstücks-Bowl	Cowboy-Salat mit Kaviar	Cremige Pilz-Polenta	Rohkost mit Dressing nach Caesar-Art
TAG 5	Graupen-Frühstücks-Bowl	Gesunde Käse-Makkaroni	Cowboy-Salat mit Kaviar	Rohkost mit Dressing nach Caesar-Art

tion verteilen. Davon 3 für die Verwendung unter der Woche in den Kühlschrank stellen und 3 einfrieren.

6. Mit der Zubereitung der Gesunden Käse-Makkaroni gemäß Schritt 2 fortfahren. Das Gericht gleichmäßig auf 4 Frischhaltedosen verteilen. Davon 3 in den Kühlschrank stellen und 1 einfrieren.

7. Die Graupen-Bowl auf 6 Einweckgläser oder Frischhaltedosen für 1 Portion verteilen und jeweils erst 30 g getrocknete Cranberrys, dann 125 ml vegane Milchalternative und zum Schluss 1 TL Mandelblättchen dazugeben. 5 Gläser in den Kühlschrank stellen und 1 einfrieren.

8. Für den Cowboy-Salat mit Kaviar jeweils das Dressing auf 4 Einweckgläser verteilen, darauf erst den »Kaviar« und zum Schluss auch das Blattgemüse verteilen. Die Gläser verschließen und in den Kühlschrank stellen.

9. Das Dressing nach Caesar-Art (S. 125) zubereiten, in 1 Einweckglas oder Frischhaltedose füllen und in den Kühlschrank stellen.

10. Das Gemüse zum Dippen waschen, putzen und schneiden, auf 5 Gefrierbeutel oder Frischhaltedosen verteilen und in den Kühlschrank stellen.

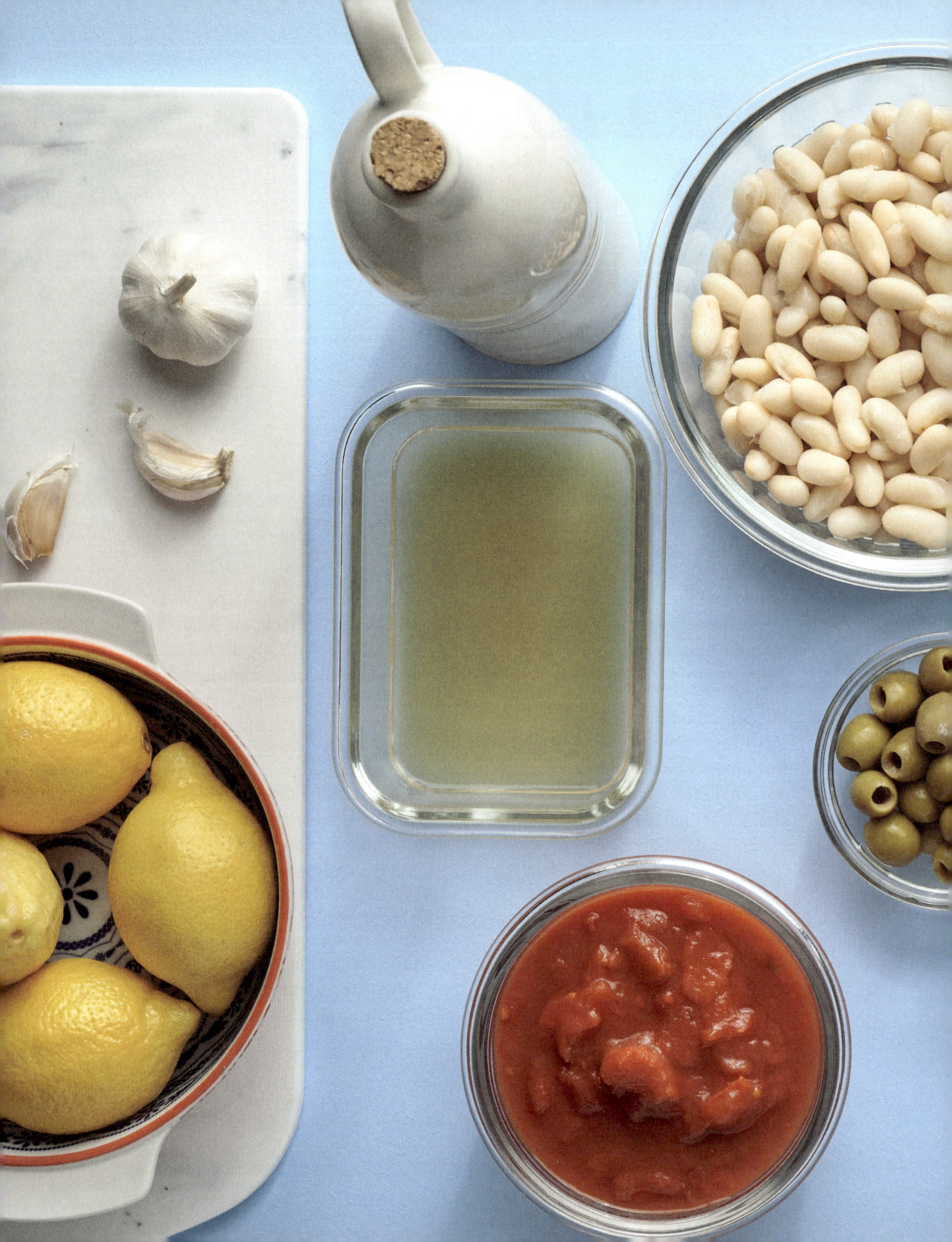

Teil 2

REZEPTE

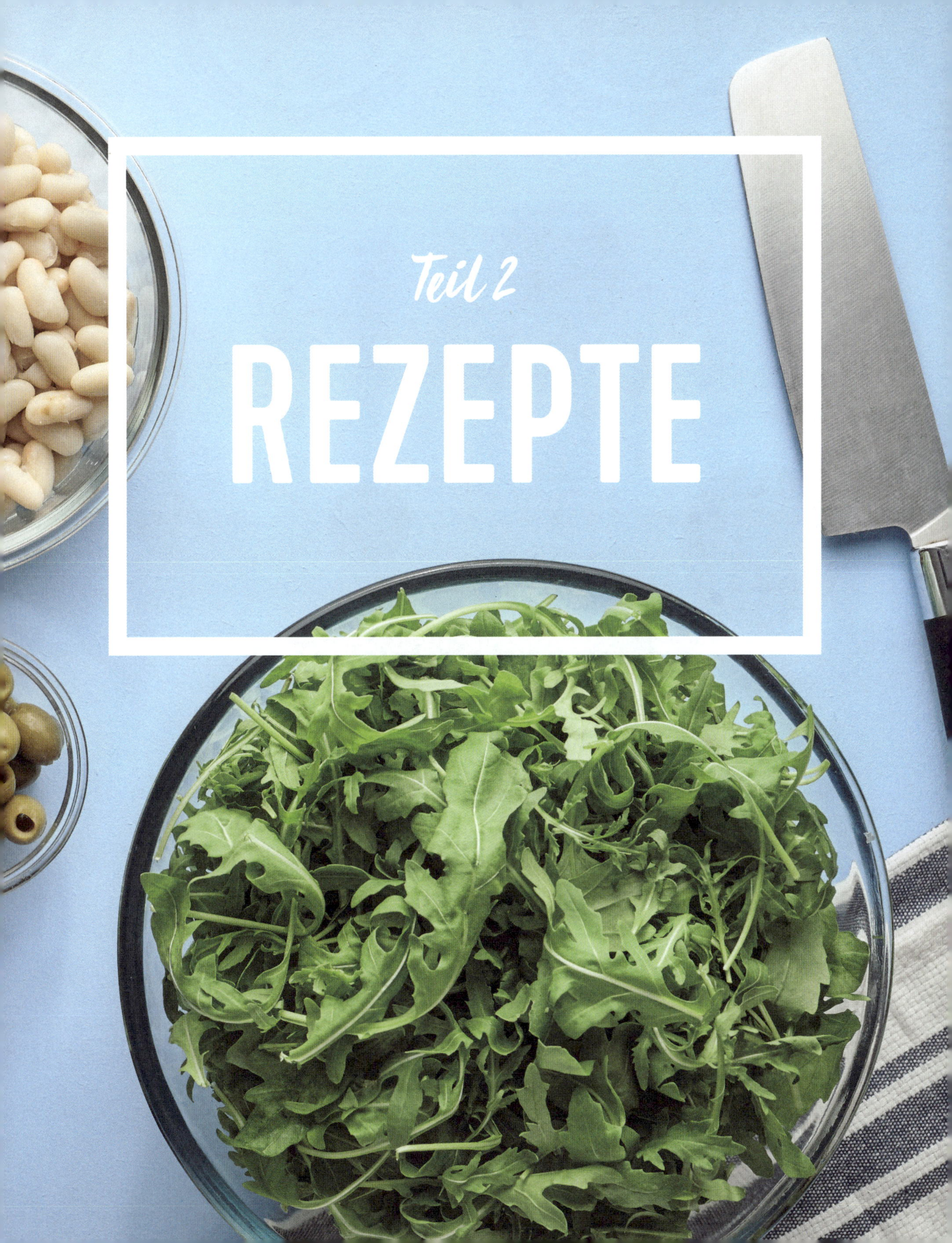

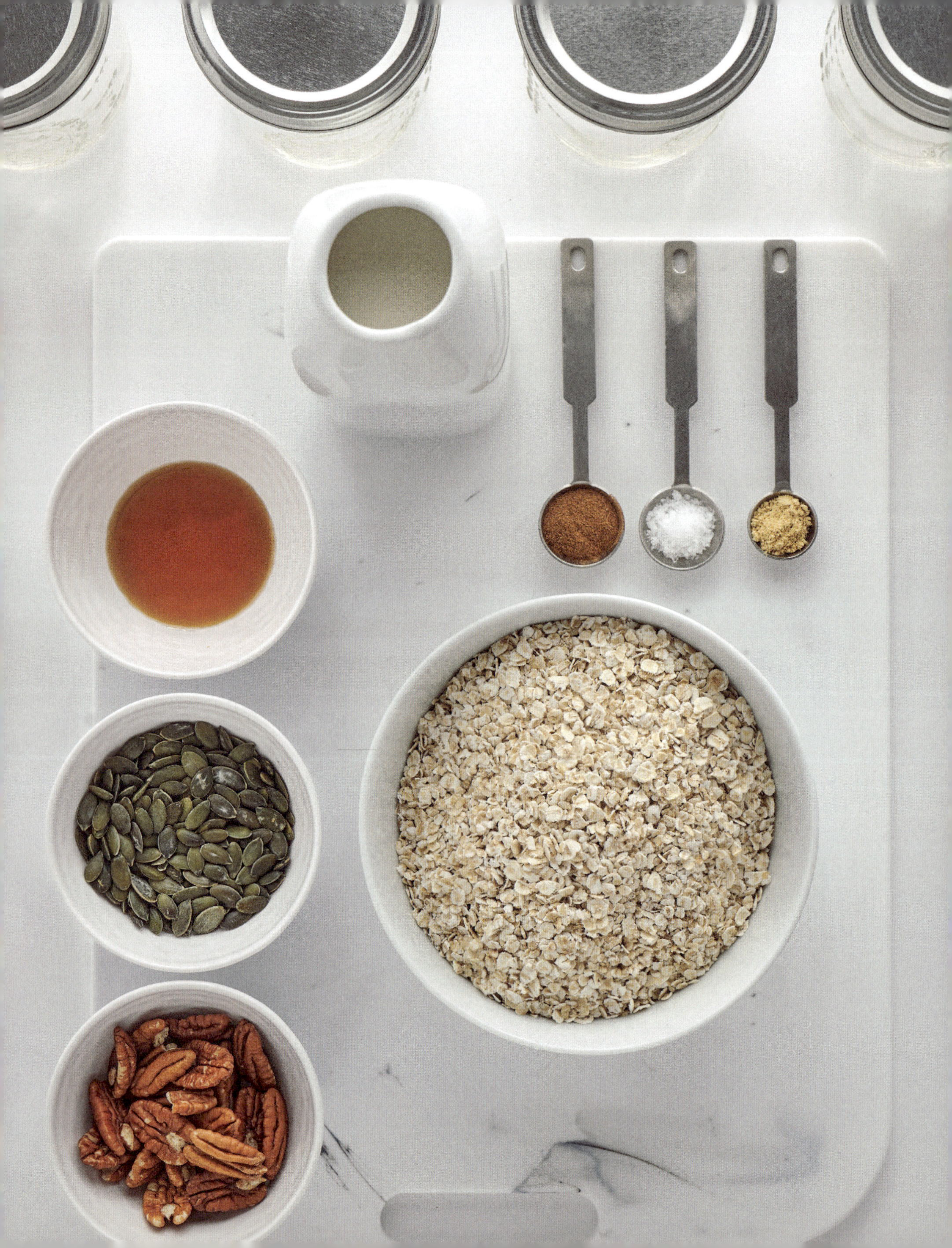

FRÜHSTÜCK

« Overnight Oats mit Zimt und Gewürzen (S. 64)

Meal-Prep-Plan 1

KÜRBIS-HAFERGRÜTZE-PORRIDGE

ERGIBT 4 PORTIONEN

Vorbereitung: 2 Minuten / Garzeit: 35 Minuten

Porridge als Frühstück zu genießen bietet sich an, da es schnell geht und lecker ist. Die Kombination mit dem Kürbispüree ergibt eine noch cremigere Konsistenz und schönere Farbe. Apropos Konsistenz: Die Kürbiskerne verleihen dem Ganzen angenehmen Biss.

720ml Wasser
90g Hafergrütze
200g Kürbispüree (Dose)
35g Kürbiskerne
2EL Ahornsirup
1 Prise Salz

1. Das Wasser in einem großen Stieltopf zum Kochen bringen.
2. Hafergrütze hineingeben, kräftig rühren und die Hitze auf geringe Stufe reduzieren. Das Porridge unter gelegentlichem Rühren 20–30 Minuten köcheln lassen, bis die Hafergrütze weich ist.
3. Das Kürbispüree unterrühren und weitere 3–5 Minuten köcheln lassen. Kürbiskerne und Ahornsirup einrühren und Porridge mit Salz abschmecken.
4. Das Porridge auf 4 Frischhaltedosen für 1 Portion verteilen. Abkühlen lassen und Behälter verschließen.

Aufbewahrung: In luftdichten Frischhaltedosen ist das Porridge im Kühlschrank bis zu 5 Tage, eingefroren bis zu 3 Monate haltbar. Zum Auftauen eine Nacht in den Kühlschrank stellen. 2 Minuten in der Mikrowelle oder 6–8 Minuten in einer Bratpfanne bei mittlerer bis hoher Hitze aufwärmen.

TIPP: Für die Zubereitung im Dampfkochtopf oder Multicooker: Alle Porridge-Zutaten hineingeben, gut vermengen, Deckel auflegen und 5 Minuten kochen. Anschließend abkühlen (abdampfen) lassen.

Pro Portion: Kalorien: 121; Fett: 5 g; Eiweiß: 4 g; Kohlenhydrate: 17 g; Ballaststoffe: 2 g; Zucker: 7 g; Natrium: 63 mg

HERZHAFTES PORRIDGE

ERGIBT 4 PORTIONEN

Vorbereitung: 2 Minuten / Garzeit: 25 Minuten

Wie bringt man ein wenig Abwechslung in die tägliche Porridge-Routine? Zum Beispiel mit dieser herzhaften Variante! Porridge ist ein traditionell warmes Körnerfrühstück, hier werden gleich drei verschiedene Körner verwendet: Haferflocken, Hafergrütze und Emmer (oder Dinkel). Das Ergebnis: ein preisgünstiges und wunderbar sättigendes Porridge. Verwenden Sie jedoch keine feinblättrigen Haferflocken, sonst gelingt dieses Rezept nicht! Ich verwende die Gemüsebrühe und pflanzliche Milchalternative, die ich gerade dahabe. In einem Schnellkochtopf oder Multicooker lässt sich das Porridge zwar nicht schneller als in einem gewöhnlichen Kochtopf zubereiten, aber man spart sich das Rühren. Anweisungen dazufinden Sie im Tipp auf Seite 62.

620ml Gemüsebrühe
620ml Mandeldrink oder eine andere vegane Milchalternative, ungesüßt
40g Hafergrütze
1 EL Emmer (oder Dinkel)
50g Mandelblättchen
20g Nährhefe
160g Haferflocken, Großblatt
½TL Salz (optional)

1. Brühe und Mandeldrink in einen großen Stiel- oder Kochtopf geben und zum Kochen bringen. Hafergrütze, Emmer, Mandelblättchen und Nährhefe hineingeben und unter gelegentlichem Rühren 20 Minuten bei mittlerer bis hoher Hitze köcheln.

2. Haferflocken einrühren und alles weitere 5 Minuten köcheln, bis das Porridge cremig ist. Nach Belieben mit Salz abschmecken.

3. Auf 4 Frischhaltedosen für 1 Portion aufteilen. Abkühlen lassen und Behälter verschließen.

Aufbewahrung: In luftdichten Frischhaltedosen ist das Porridge im Kühlschrank 5 Tage, eingefroren bis zu 3 Monate haltbar. Zum Auftauen eine Nacht in den Kühlschrank stellen. 2 Minuten in der Mikrowelle oder 6–8 Minuten in einer Bratpfanne bei mittlerer bis hoher Hitze aufwärmen.

TIPP: Wer diesem Porridge eine leichte Umami-Note verleihen möchte, lässt das Salz weg und verwendet stattdessen 1TL Sojasauce oder glutenfreies Tamari.

Pro Portion: Kalorien: 208; Fett: 8 g; Eiweiß: 14 g; Kohlenhydrate: 22 g; Ballaststoffe: 7 g; Zucker: 1 g; Natrium: 596 mg

Meal-Prep-Plan 2

OVERNIGHT OATS MIT ZIMT UND GEWÜRZEN

ERGIBT 5 PORTIONEN

Vorbereitung: 10 Minuten plus eine Nacht einweichen

Overnight Oats sind ein ideales Meal-Prep-Gericht, trotzdem hätte ich nie gedacht, dass ich jemals ein Rezept dafür empfehlen würde. Denn ich konnte mit diesem beliebten Frühstücksbrei bisher nicht viel anfangen. Bis ich festgestellt habe, dass man die Chiasamen, die in den meisten Rezepten auftauchen, einfach weglassen kann. Ohne sie wird das Ganze zwar weniger dick, aber für mich entscheidet die Konsistenz. Schließlich will ich ein Frühstück und keinen Tapiokapudding.

- 200g Haferflocken, Großblatt
- 5EL Kürbiskerne
- 5EL Pekannusskerne, gehackt
- 1¼l vegane Milchalternative, ungesüßt
- 2½TL Ahornsirup oder Agavensirup
- ½–1TL Salz
- ½–1TL Zimt
- ½–1TL gem. Ingwer
- frisches Obst (optional)

1. 5 breite Einweckgläser (Inhalt 450g) nebeneinanderstellen. Darauf gleichmäßig Haferflocken, Kürbiskerne, Pekannüsse, Milchalternative und Ahornsirup verteilen. Jeweils 1 Prise Salz, 1 Prise Zimt und 1 Prise gemahlenen Ingwer dazugeben.

2. Die Zutaten in jedem Glas gründlich vermengen und die Gläser gut verschließen. Zum Servieren nach Belieben mit frischem Obst garnieren.

Aufbewahrung: Overnight Oats in den Einweckgläsern vor dem Verzehr mindestens eine Nacht in den Kühlschrank stellen. Insgesamt sind sie da bis zu 5 Tage haltbar.

TIPP: Dieses Rezept gelingt mit jeder Art von Samen oder Nüssen. Wichtig ist nur, die Menge einzuhalten. Ich mag eine Mischung aus Walnusskernen und Leinsamen besonders gern.

Pro Portion: Kalorien: 177; Fett: 9g; Eiweiß: 6g; Kohlenhydrate: 19g; Ballaststoffe: 4g; Zucker: 3g; Natrium: 386mg

Meal-Prep-Plan 8

GRAUPEN-FRÜHSTÜCKS-BOWL

ERGIBT 6 PORTIONEN

Vorbereitung: 5 Minuten / Garzeit: 30 Minuten

Ich verstehe eigentlich nicht, wieso zum Frühstück meist nur Haferflocken verwendet werden. Denn andere Körner sind genauso gut und machen gerade die vegane Ernährung noch abwechslungsreicher. Wer noch Perlgraupen übrig hat, kann diese auch für die Graupen mit Pesto (S. 117) verwenden.

300g Perlgraupen
780ml Wasser
1 große Prise Salz
180g getr. Cranberrys oder Kirschen
750ml gesüßte vegane Milchalternative mit Vanillegeschmack
2EL Mandelblättchen (optional)

1. Perlgraupen, Wasser und Salz in einem großen Stieltopf bei hoher Hitze zum Kochen bringen. Deckel auflegen, die Hitze auf geringe Stufe reduzieren und alles unter gelegentlichem Rühren 25–30 Minuten köcheln lassen, bis das Wasser weitgehend aufgesogen wurde.

2. Erst die Graupen gleichmäßig auf 6 Einweckgläser oder Frischhaltedosen für 1 Portion verteilen und dann die getrockneten Cranberrys, die Milchalternative und die Mandelblättchen (falls verwendet) dazugeben. Gläser bzw. Dosen verschließen.

Aufbewahrung: In luftdichten Frischhaltedosen ist das Gericht im Kühlschrank bis zu 5 Tage, eingefroren bis zu 2 Monate haltbar. Zum Auftauen eine Nacht in den Kühlschrank stellen. 1–3 Minuten in der Mikrowelle erwärmen.

ZUTATENTIPP: Wer ungesüßte Milchalternative bevorzugt, vermengt 750ml davon mit 1TL Ahornsirup und ½TL Vanilleextrakt.

SCHNELLKOCHTIPP: In einem Dampfkochtopf sind die Graupen in 18 Minuten fertig. Vor dem Öffnen des Deckels die Abdampf-Taste betätigen.

Pro Portion: Kalorien: 249; Fett: 2g; Eiweiß: 6g; Kohlenhydrate: 54g; Ballaststoffe: 9g; Zucker: 14g; Natrium: 107mg

SÜSSKARTOFFEL-HASCHEE MIT SCHWARZEN-BOHNEN

ERGIBT 6 PORTIONEN

Vorbereitung: 10 Minuten / Garzeit: 25 Minuten

Süßkartoffeln und schwarze Bohnen sind eine tolle Kombi, schon wegen der vielen Nährstoffe und der langanhaltenden Sättigung. Außerdem ist dieses Gericht auch ein Augenschmaus!

- 1 TL natives Olivenöl extra oder 3 TL Gemüsebrühe
- 1 große Zwiebel, geschält, fein gewürfelt
- 2 TL Knoblauch, gehackt (etwa 2 Zehen)
- 1 große Süßkartoffel, mit Schale, gewaschen, in 2 cm große Würfel geschnitten
- 2 TL gem. Kreuzkümmel
- 1 TL getr. Oregano
- 420 g schwarze Bohnen (Dose), abgespült, abgetropft
- ¼–½ TL Salz (optional)
- ¼ TL schwarzer Pfeffer aus der Mühle

1. Olivenöl in einer großen Pfanne auf mittlerer Stufe erhitzen. Zwiebel und Knoblauch darin unter regelmäßigem Rühren 5 Minuten garen.

2. Süßkartoffeln, Kreuzkümmel und Oregano unterrühren und alles weitere 5 Minuten garen. Deckel auflegen, Hitze auf geringe Stufe reduzieren und Gemüse 15 Minuten köcheln lassen.

3. Danach die Hitze auf mittlere Stufe erhöhen, schwarze Bohnen, Salz (falls verwendet) und Pfeffer einrühren und weitere 5 Minuten garen.

4. Das Gericht gleichmäßig auf 6 Frischhaltedosen für 1 Portion verteilen. Abkühlen lassen und Behälter verschließen.

Aufbewahrung: In luftdichten Frischhaltedosen ist das Gericht im Kühlschrank bis zu 5 Tage haltbar. 1–3 Minuten in der Mikrowelle erwärmen. Nicht einfrieren, da gegarte Kartoffeln das nicht gut vertragen.

TIPP: Für die Zubereitung im Dampfkochtopf sollte für Schritt 1 die Sauté-Funktion verwendet werden. Erst dann die restlichen Zutaten zugeben, Deckel aufsetzen und alles 4 Minuten garen. Vor dem Öffnen abkühlen (abdampfen) lassen.

Pro Portion: Kalorien: 124; Fett: 1 g; Eiweiß: 6 g; Kohlenhydrate: 23 g; Ballaststoffe: 7 g; Zucker: 3 g; Natrium: 14 mg

GROSSER GRÜNER SMOOTHIE

ERGIBT 4 PORTIONEN

Vorbereitung: 5 Minuten

Grüne Smoothies gehören zur veganen Ernährung einfach dazu, und das aus gutem Grund. Denn Obst, Gemüse und eiweißreiche pflanzliche Drinks bieten uns in einem Glas alles, was wir brauchen. Dieses Basisrezept lässt sich beliebig verändern, allerdings sollten immer gefrorene Bananen verwendet werden (wegen Konsistenz und Geschmack). Probieren Sie auch mal Heidelbeeren und Grünkohl oder Ananas und Romanasalat statt Erdbeeren und Spinat.

4 Bananen, geschält
560g Erdbeeren, entstielt, gewaschen
120g Spinat, gewaschen
1 l vegane Milchalternative

1. Die Bananen halbieren oder in Scheiben schneiden und mit den Erdbeeren und dem Spinat gleichmäßig auf 4 1-Liter-Gefrierbeutel verteilen. Verschließen und einfrieren.
2. Zum Servieren 1 Gefrierbeutel mit den Smoothie-Zutaten in einen Blender geben. 250 ml vegane Milchalternative dazugeben und glatt mixen.

Aufbewahrung: Eingefroren sind die Beutel bis zu 2 Monate haltbar.

TIPP: Wer schon etwas bräunliche, überreife Bananen aufheben möchte, sollte sie einfrieren. Ich habe einen 4-l-Gefrierbeutel mit halbierten Bananen in der Gefriertruhe. So kann ich jederzeit schnell einen Smoothie oder ein leckeres gefrorenes Bananenmus zaubern.

Pro Portion: Kalorien: 173; Fett: 2 g; Eiweiß: 4 g; Kohlenhydrate: 40 g; Ballaststoffe: 7 g; Zucker: 22 g; Natrium: 116 mg

SMOOTHIE-FRÜHSTÜCKS-BOWL

ERGIBT 4 PORTIONEN

Vorbereitung: 10 Minuten

Die Smoothie-Methode mit dem Gefrierbeutel behalten wir bei, doch nun kommt noch ein Einweckglas zum Einsatz. So können Sie den Smoothie gut in einer Schüssel mit Körnern, Nüssen und Samen nach Belieben zu einem schnellen Frühstück vermischen. In diesem Rezept setze ich auf Drachenfrucht, Sie können aber auch jedes andere Obst Ihrer Wahl, ob frisch oder tiefgefroren, verwenden.

4 Bananen, geschält
140g Drachenfrucht oder anderes Obst, gewaschen, evtl. geschält
120g Gebackenes Granola (S. 142)
280g frische Beeren, gewaschen
2EL Mandelblättchen
1l vegane Milchalternative

1. Die Bananen halbieren oder in Scheiben schneiden und mit der Drachenfrucht gleichmäßig auf 4 1-l-Gefrierbeutel verteilen.

2. Auf 4 kleine Einmachgläser gleichmäßig Granola, Beeren und Mandelblättchen verteilen.

3. Zum Servieren 1 Gefrierbeutel mit der Bananen-Drachenfrucht-Mischung in einen Blender geben. 125 ml Milchalternative hinzufügen und glatt mixen. Den Smoothie in eine Schüssel gießen. Den Inhalt von 1 Einmachglas daraufschütten und Bowl mit einem Löffel servieren.

Aufbewahrung: Eingefroren sind die Beutel bis zu 2 Monate haltbar. Die Gläser mit der Granola-Mischung sind im Kühlschrank bis zu 1 Woche haltbar.

TIPP: Die Granola-Mischung ist das perfekte Dessert-Topping! Probieren Sie es mal auf veganer Eiscreme oder gefrorenem Bananenmus.

Pro Portion: Kalorien: 384; Fett: 9 g; Eiweiß: 6 g; Kohlenhydrate: 57 g; Ballaststoffe: 8 g; Zucker: 29 g; Natrium: 169 mg

TORTILLA-FRÜHSTÜCKS-AUFLAUF

ERGIBT 6 PORTIONEN

Vorbereitung: 20 Minuten / Garzeit: 20 Minuten

Ich liebe Gerichte, für die man nur einen Topf braucht, und dazu zählen Aufläufe jeder Art. Für diesen Auflauf verwenden Sie den Tofu-Spinat-Scramble von Seite 70. Sie können aber auch Ihren Lieblingsscramble wählen. Wir haben diesen Auflauf fast immer in der Gefriertruhe vorrätig, da er nicht nur ein großartiges Frühstück für Gäste ist, sondern sich auch als Mittag- oder Abendessen wunderbar eignet.

Antihaft-Kochspray

1 Rezept Tofu-Spinat-Scramble (S. 70)

400g schwarze Bohnen (Dose), abgespült, abgetropft

20g Nährhefe

2TL scharfe Sauce

10 kleine Maistortillas

55g geriebener veganer Cheddar, aufgeteilt

1. Den Ofen auf 180 °C Ober-/Unterhitze vorheizen. Eine Auflaufform (25 x 25 cm) mit Kochspray einfetten.
2. Tofu-Scramble, schwarze Bohnen, Nährhefe und scharfe Sauce in einer großen Schüssel vermengen und beiseite stellen.
3. 5 Tortillas auf dem Boden der Auflaufform verteilen. Dann die Hälfte der Tofu-Bohnen-Mischung daraufgeben und die Hälfte vom Käse darüberstreuen. Die restlichen Tortillas obenauf legen, mit dem Rest der Tofu-Mischung belegen und zum Schluss den restlichen Käse darüber streuen.
4. Auflauf 20 Minuten im Ofen backen.
5. Das Gericht gleichmäßig auf 6 Frischhaltedosen für 1 Portion verteilen. Abkühlen lassen und Behälter verschließen.

Aufbewahrung: In luftdichten Frischhaltedosen ist das Gericht im Kühlschrank bis zu 5 Tage, eingefroren bis zu 3 Monate haltbar. Zum Auftauen eine Nacht in den Kühlschrank stellen. 1–2 Minuten in der Mikrowelle aufwärmen.

TIPP: Damit der Eintopf auch nach dem Einfrieren in Form bleibt, am besten in mikrowellengeeigneten Behältern einfrieren und bei Bedarf erwärmen.

Pro Portion: Kalorien: 323; Fett: 11 g; Eiweiß: 27 g; Kohlenhydrate: 60 g; Ballaststoffe: 10 g; Zucker: 2 g; Natrium: 146 mg

Meal-Prep-Plan 3

TOFU-SPINAT-SCRAMBLE

ERGIBT 5 PORTIONEN

Vorbereitung: 20 Minuten / Garzeit: 15 Minuten

Für viele Veganer (und viele vegane Lokale) zählen Tofu-Scrambles zum Standardrepertoire, weil sie zahlreiche Nährstoffe und besonders viel Eiweiß enthalten. Außerdem sind sie ideal zum Vorkochen, da sie sich gut aufbewahren lassen und nach ein paar Tagen im Kühlschrank sogar noch besser schmecken.

400g extrafester Tofu (Packung) in Wasser
1 TL natives Olivenöl extra oder 60ml Gemüsebrühe
1 kleine Zwiebel, geschält, gewürfelt
3 TL Knoblauch (etwa 3 Zehen), gehackt
3 große Stangen Sellerie, gewaschen, klein geschnitten
2 große Karotten, geschält oder gewaschen, klein geschnitten
1 TL Chilipulver
½ TL gem. Kreuzkümmel
½ TL gem. Kurkuma
½ TL Salz (optional)
¼ TL schwarzer Pfeffer aus der Mühle
500g Spinat, gewaschen

1. Tofu zum Auspressen in Küchenpapier wickeln und auf einen Teller in der Spüle legen. Ein Schneidebrett darauflegen und einen schweren Topf, ein Kochbuch oder Ähnliches daraufstellen. Nach 10 Minuten Schneidebrett und Gewicht entfernen. (Oder verwenden Sie einfach eine Tofu-Presse.)
2. Tofu in einer mittelgroßen Schüssel mit den Händen oder einem Kartoffelstampfer zerkrümeln. Beiseite stellen.
3. Olivenöl in einer großen Pfanne auf mittlerer Stufe erhitzen. Zwiebel, Knoblauch, Sellerie und Karotten darin 5 Minuten dünsten, bis die Zwiebel weich ist.
4. Tofu, Chilipulver, Kreuzkümmel, Kurkuma, Salz (falls verwendet) und Pfeffer dazugeben und alles unter regelmäßigem Rühren weitere 7–8 Minuten braten, bis der Tofu anfängt, braun zu werden.
5. Spinat unterheben. Deckel auflegen, Hitze auf mittlere Stufe reduzieren und den Spinat 3 Minuten dünsten.
6. Das Gericht gleichmäßig auf 5 Frischhaltedosen für 1 Portion verteilen. Abkühlen lassen und Behälter verschließen.

Aufbewahrung: In luftdichten Frischhaltedosen ist das Gericht im Kühlschrank bis zu 5 Tage, eingefroren bis zu 1 Monat haltbar. Zum Auftauen eine Nacht in den Kühlschrank stellen. 2 Minuten in der Mikrowelle oder 6–8 Minuten in einer Bratpfanne auf mittlerer Stufe erwärmen.

ZUTATENTIPP: Lust auf ein anderes Blattgemüse als Spinat? Dann sind Rucola, Grünkohl oder Mangold gute Alternativen.

ZEITSPARTIPP: Statt des rohen Gemüses einfach fertiges Röstgemüse (Mirepoix) verwenden.

Pro Portion: Kalorien: 170; Fett: 9 g; Eiweiß: 14 g; Kohlenhydrate: 9 g; Ballaststoffe: 3 g; Zucker: 3 g; Natrium: 94 mg

Meal-Prep-Plan 1

HERZHAFTE PFANNKUCHEN

ERGIBT 4 PORTIONEN

Vorbereitung: 10 Minuten / Garzeit: 15 Minuten

Herzhafte Pfannkuchen, das mag dem ein oder anderen ungewöhnlich erscheinen. Aber erstens vergrößert sich so die Bandbreite der Frühstücksmöglichkeiten im veganen Alltag. Zweitens können Sie dieses Gericht nicht nur als Frühstück, sondern auch sehr gut als Mittag- oder Abendessen genießen. Einfach mit Cashewcreme (S. 130), Weiße-Bohnen-Sauce (S. 128) oder Ihrer veganen Lieblingssauce servieren.

120g Weizenvollkornmehl
1 TL Knoblauchsalz
1 TL Zwiebelpulver
½ TL Natron
¼ TL Salz
180g Tofu (weich oder fest), leicht ausgepresst, zerkrümelt
80ml vegane Milchalternative, ungesüßt
60ml Zitronensaft (ca. 2 kleine Zitronen)
2 EL natives Olivenöl extra
90g Pilze, gesäubert, klein geschnitten
75g Zwiebel, geschält, gewürfelt
90g Blattgemüse (Rucola, Spinat, oder junge Grünkohlblätter), gewaschen
Antihaft-Kochspray

1. Mehl, Knoblauchsalz, Zwiebelpulver, Natron und Salz in einer großen Schüssel gründlich vermengen.

2. Tofu, Milchalternative, Zitronensaft und Olivenöl in einen Blender geben und auf höchster Stufe 30 Sekunden pürieren.

3. Den Inhalt des Mixers in die Schüssel mit den trockenen Zutaten gießen und alles gründlich verrühren. Pilze, Zwiebel und Blattgemüse unterheben.

4. Eine große Brat- oder Grillpfanne mit Kochspray einsprühen und auf hoher Stufe erhitzen. Die Hitze auf mittlere Stufe reduzieren und etwas Teig in die Pfanne geben (es sollen 8 Pfannkuchen werden). Pfannkuchen auf beiden Seiten ca. 3 Minuten backen. Nach dem Wenden den Pfannkuchen mit dem Pfannenheber etwas flach drücken. Den gesamten Vorgang mit dem restlichen Teig wiederholen.

5. Die Pfannkuchen auf 4 Frischhaltedosen für 1 Portion verteilen. Abkühlen lassen und Behälter verschließen.

Aufbewahrung: In luftdichten Frischhaltedosen sind die Pfannkuchen im Kühlschrank bis zu 4 Tage haltbar. 1–2 Minuten in der Mikrowelle erwärmen. Zum Einfrieren: Die Pfannkuchen in einer Schicht auf einem mit Backpapier ausgelegten Backblech verteilen. Wenn mehrere Schichten nötig sind, mit Backpapier voneinander trennen. Das Backblech 2–4 Stunden in die Gefriertruhe legen. Dann die gefrorenen Pfannkuchen in einen Gefrierbeutel füllen (dabei Backpapier zwischen die einzelnen Pfannkuchen legen). Zum Auftauen eine Nacht in den Kühlschrank stellen. Den Ofen auf 180 °C vorheizen. Die Pfannkuchen auf ein mit Backpapier ausgelegtes Backblech legen und 10–15 Minuten backen oder die Pfannkuchen auf einem Teller für 1–2 Minuten in die Mikrowelle stellen.

TIPP: Wenn Sie Ihr tägliches Frühstück in dieser Woche mit frischen Pfannkuchen bereichern wollen, dann einfach den Teig in einem großen Glas aufheben und nur so viel davon verwenden, wie Sie am Morgen benötigen; den Teig binnen 5 Tagen aufbrauchen.

Pro Portion: Kalorien: 246; Fett: 11 g; Eiweiß: 10 g; Kohlenhydrate: 30 g; Ballaststoffe: 3 g; Zucker: 2 g; Natrium: 367 mg

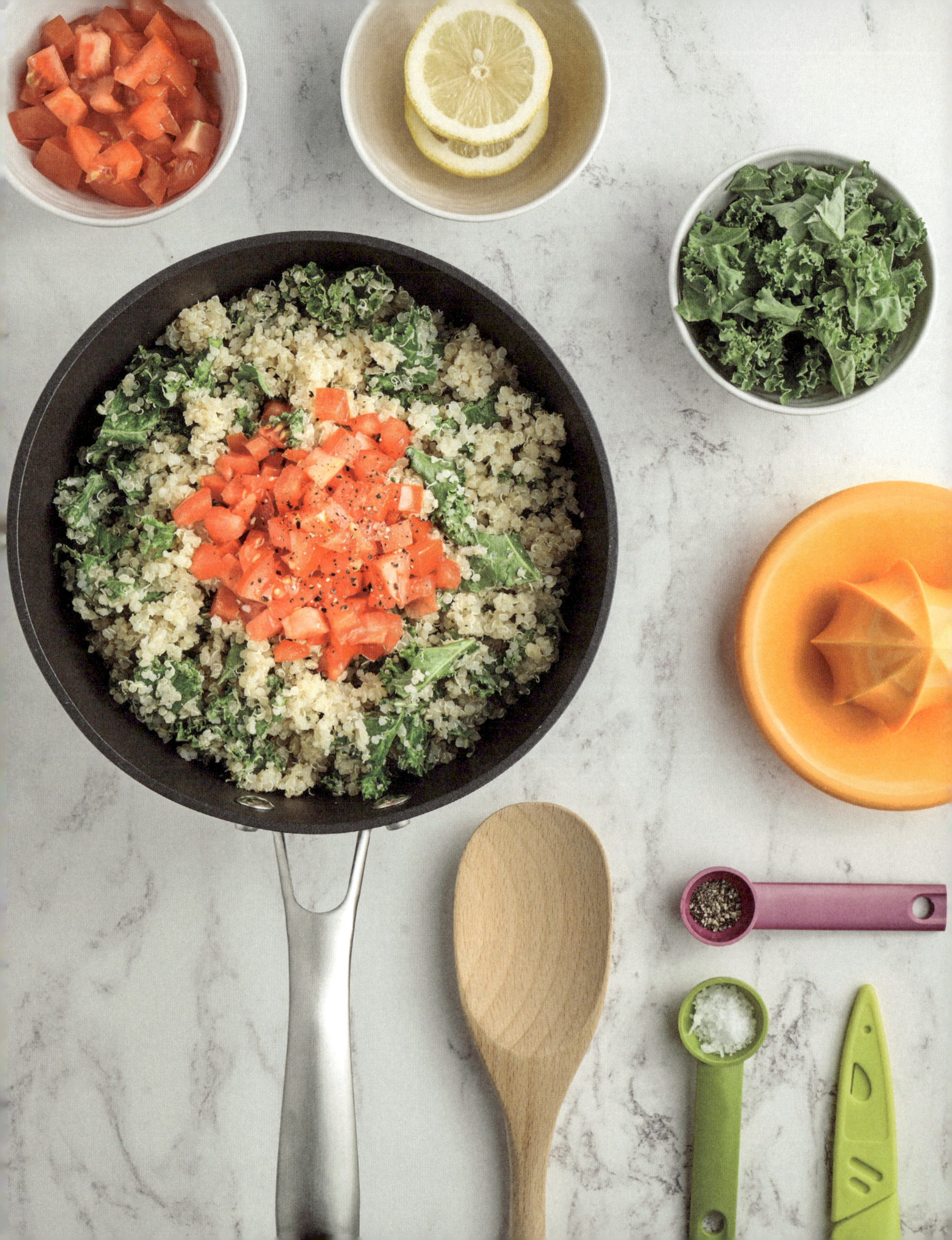

MITTAG- UND ABENDESSEN

« Quinoa-Grünkohl-Bowl (S. 89)

Meal-Prep-Plan 5

SÜSSER TAMARI-TEMPEH MIT GEBACKENEM GEMÜSE

ERGIBT 4 PORTIONEN

Vorbereitung: 10 Minuten plus mindestens 1 Stunde Marinierzeit / Garzeit: 45 Minuten

Sie wissen, was ein Ein-Topf-Gericht ist, oder? Wie wäre es zur Abwechslung mal mit einem entsprechenden Ofengericht? Dabei wird der Tempeh – der Eiweiß-Star in diesem Rezept – über Nacht mariniert und somit extrem schmackhaft. Wer keine Zeit hat, ihn so lange einzulegen, sollte aber mindestens eine Stunde dafür einrechnen.

2TL natives Olivenöl extra oder 60ml Gemüsebrühe

2EL Tamari oder Sojasauce

2 Datteln (ohne Stein), gehackt

3TL Knoblauch (etwa 3 Zehen), gehackt

1TL gem. Ingwer

450g Tempeh, in ca. 1¼ cm große Würfel geschnitten

1 große Zwiebel, geschält, halbiert, in Streifen geschnitten

1 große rote Chilischote, gewaschen, Kerne entfernt, in Streifen geschnitten

450g Rosenkohl, gewaschen, geputzt, halbiert, oder 1 Blumenkohl, in Röschen geteilt

1. Für die Marinade Olivenöl, Tamari, Datteln, Knoblauch und Ingwer in einer mittelgroßen Schüssel vermengen. Tempeh hinzugeben und alles behutsam vermischen, bis die Würfel vollständig mit der Marinade überzogen sind. Deckel auflegen und Tempeh mindestens 1 Stunde, besser über Nacht im Kühlschrank marinieren.

2. Den Ofen auf 200 °C Ober-/Unterhitze vorheizen.

3. Tempeh mit der Marinade in einen Bräter geben. Zwiebel, Chilischote und Rosenkohl hinzufügen und alles verrühren, bis auch das Gemüse vollständig mit der Marinade überzogen ist. Den Bräter mit Alufolie abdecken und im Ofen 25 Minuten garen.

4. Folie entfernen und weitere 15–20 Minuten garen, bis die Tempeh-Würfel braun sind und das Gemüse weich ist.

5. Tempeh und Gemüse gleichmäßig auf 4 breite Einweckgläser oder Frischhaltedosen für 1 Portion verteilen. Abkühlen lassen und Behälter verschließen.

Aufbewahrung: In luftdichten Frischhaltedosen ist das Gericht im Kühlschrank bis zu 1 Woche oder eingefroren bis zu 2 Monate haltbar. Zum Auftauen eine Nacht in den Kühlschrank stellen. 2–3 Minuten in der Mikrowelle aufwärmen.

TIPP: Dieses Gericht mit Wildreis aus dem Ofen (S. 119) kombinieren.

Pro Portion: Kalorien: 334; Fett: 15 g; Eiweiß: 27 g; Kohlenhydrate: 31 g; Ballaststoffe: 6 g; Zucker: 8 g; Natrium: 544 mg

Meal-Prep-Plan 7

GRÜNE-ERBSEN-RISOTTO

ERGIBT 4 PORTIONEN

Vorbereitung: 5 Minuten / Garzeit: 35 Minuten

Veganer Risotto ist etwas Wunderbares! Die cremige Konsistenz lässt sich ganz ohne Sahne erreichen – etwas Nährhefe und Zitronensaft genügen. Die grünen Erbsen verleihen dem Ganzen nicht nur ein wenig Farbe (schließlich essen unsere Augen auch mit), sondern zudem noch 9 g Eiweiß.

- 1 TL vegane Butter
- 4 TL Knoblauch (etwa 4 Zehen), gehackt
- 190 g Arborio-Reis
- 500 ml Gemüsebrühe
- ¼ TL Salz
- 2 EL Nährhefe
- 3 EL Zitronensaft (ca. 1 ½ kleine Zitrone)
- 300 g frische oder TK-Erbsen (aufgetaut) oder aus der Dose, abgetropft
- ¼–½ TL schwarzer Pfeffer aus der Mühle

1. Die vegane Butter in einer großen Bratpfanne bei mittlerer Temperatur erhitzen. Knoblauch darin ca. 3 Minuten anbraten. Reis, Brühe und Salz zugeben. Zum Kochen bringen. Hitze auf geringe Stufe reduzieren und Reis ca. 30 Minuten köcheln lassen, bis die Brühe aufgesogen wurde und der Reis bissfest ist.

2. Nährhefe und Zitronensaft unterrühren und die Erbsen behutsam unterheben. Nach Belieben mit Pfeffer würzen.

3. Risotto gleichmäßig auf 4 Frischhaltedosen für 1 Portion verteilen. Abkühlen lassen und Behälter verschließen.

Aufbewahrung: In luftdichten Frischhaltedosen ist das Gericht im Kühlschrank bis zu 5 Tage, eingefroren bis zu 2 Monate haltbar. Zum Auftauen eine Nacht in den Kühlschrank stellen. 1–3 Minuten in der Mikrowelle aufwärmen.

TIPP: Rucola auf 4 Frischhaltedosen verteilen und darauf den Risotto geben. Das Blattgemüse mit der nussigen Note passt ausgezeichnet zum Reis.

Pro Portion: Kalorien: 144; Fett: 2 g; Eiweiß: 10 g; Kohlenhydrate: 24 g; Ballaststoffe: 7 g; Zucker: 5 g; Natrium: 273 mg

Meal-Prep-Plan 4

KARTOFFEL-GRÜNKOHL-PÜREE MIT WEISSEN BOHNEN

ERGIBT 4 PORTIONEN

Vorbereitung: 10 Minuten / Garzeit: 30 Minuten

Dieses Basisrezept, das fast ohne Gewürze und andere Würzmittel auskommt, lässt sich wunderbar in größeren Mengen zubereiten. Ganz nach Belieben sorgen Kräuter und Gewürze für die gewünschte aromatische Note. Meine persönlichen Favoriten: Dill, Knoblauch, Chilipulver und Kreuzkümmel. Das Püree verträgt sich gut mit einer veganen Sauce, lässt sich aber auch zu Fladen oder Nuggets formen und 20 Minuten im Ofen bei 220 °C braun backen.

- 2 große Kartoffeln
- 1 Prise Salz (optional) plus ½ TL
- 125 ml Gemüsebrühe
- 170 g Grünkohl, gewaschen, in mundgerechte Stücke geschnitten
- 420 g weiße Bohnen (Dose), abgespült, abgetropft
- ¼–½ TL schwarzer Pfeffer aus der Mühle

1. Die Kartoffeln abspülen, aber nicht schälen. Dann vierteln und jedes Viertel halbieren. Die Stücke in einen großen Kochtopf geben und so viel Wasser hinzugießen, dass sie damit vollständig bedeckt sind. 1 Prise Salz (falls verwendet) einrühren und Wasser zum Kochen bringen. Deckel auflegen, die Hitze auf mittlere Stufe reduzieren und Kartoffeln 20 Minuten kochen, bis sie weich sind.

2. Kartoffeln durch ein Sieb abgießen und wieder in den Topf geben. Gemüsebrühe und Grünkohl dazugeben. Dann die Bohnen unterrühren. Deckel auflegen und alles ca. 5 Minuten bei geringer Hitze köcheln lassen, bis der Grünkohl hellgrün und weich ist.

3. Den Inhalt des Topfs mit einem Kartoffelstampfer pürieren und mit Salz und Pfeffer abschmecken.

4. Das Püree gleichmäßig auf 4 Frischhaltedosen für 1 Portion verteilen. Abkühlen lassen und Behälter verschließen.

Aufbewahrung: In luftdichten Frischhaltedosen ist das Gericht im Kühlschrank bis zu 5 Tage haltbar. Alternative: Aus dem Püree 8 kleine Burger oder 16 runde Nuggets formen und in Frischhaltedosen aufbewahren. Dabei jede Schicht mit Backpapier abdecken.

SCHNELLKOCHTIPP: Das Wasser zum Kochen weglassen und stattdessen Kartoffeln, Gemüsebrühe, Grünkohl, Bohnen, Salz und Pfeffer in den Dampfkochtopf geben. Deckel auflegen und alles 8 Minuten bei geringem Druck kochen. Anschließend die Abdampf-Taste verwenden. Erst nach dem Abdampfen den Deckel entfernen. Dann die Sauté-Funktion einschalten und alles mit der Hand pürieren, während die restliche Flüssigkeit einkocht.

AIRFRYER-TIPP: Die Burger oder Nuggets bei 200°C 8–10 Minuten im Airfryer garen.

Pro Portion: Kalorien: 255; Fett: 1 g; Eiweiß: 12 g; Kohlenhydrate: 53 g; Ballaststoffe: 11 g; Zucker: 2 g; Natrium: 98 mg

Meal-Prep-Plan 7

WARMER GEMÜSESALAT

ERGIBT 4 PORTIONEN

Vorbereitung: 10 Minuten / Garzeit: 15 Minuten

Ein warmer Salat – schmeckt das? Und wie. Wer sich mit veganer Ernährung und Küche noch nicht gut auskennt, sollte zunächst einmal begreifen, wie wichtig es ist, im Umgang mit Gemüse möglichst kreativ zu sein. Ob warm oder kalt, mit Sauce oder Dressing, die Möglichkeiten, Gemüse zu genießen, sind vielfältig. Diese warme Variante begeistert Sie bestimmt.

- 1 Prise Salz plus ½TL (optional)
- 4 rotschalige Kartoffeln, gewaschen, geviertelt
- 450g Karotten, gewaschen, in 5 mm dicke Scheiben geschnitten
- 1 EL natives Olivenöl extra (optional)
- 2EL Limettensaft
- 2TL getr. Dill
- ¼TL schwarzer Pfeffer aus der Mühle
- 250g Cashewcreme (S. 130) oder Grünkohlpesto mit Parmesan-Note (S. 122)

1. Wasser mit 1 Prise Salz in einem großen Kochtopf zum Kochen bringen. Kartoffeln hineingeben und 8 Minuten garen.

2. Karotten hinzugeben und weitere 8 Minuten kochen, bis Kartoffeln und Karotten bissfest sind.

3. Gemüse durch ein Sieb abgießen und wieder in den Topf geben. Olivenöl (falls verwendet), Limettensaft, Dill, das restliche Salz (falls verwendet) und Pfeffer hinzugeben und alles gründlich vermengen.

4. Das Gemüse gleichmäßig auf 4 Frischhaltedosen oder breite Einweckgläser verteilen und darauf gleichmäßig die Cashewcreme oder das Pesto löffeln. Abkühlen lassen und Behälter verschließen.

Aufbewahrung: In luftdichten Frischhaltedosen ist das Gericht im Kühlschrank bis zu 1 Woche haltbar. 2 Minuten in der Mikrowelle aufwärmen.

TIPP: Warmes Gemüse schmeckt köstlich, wenn es auf Rucola serviert wird. Gewicht und Wärme des Gemüses sorgen dafür, dass die zarten Blätter etwas weicher werden.

Pro Portion: Kalorien: 393; Fett: 15 g; Eiweiß: 10 g; Kohlenhydrate: 52 g; Ballaststoffe: 9 g; Zucker: 8 g; Natrium: 343 mg

THUNFISCHSALAT OHNE THUNFISCH

ERGIBT 4 PORTIONEN

Vorbereitung: 5 Minuten

Das ist natürlich nicht der gewohnte Thunfischsalat! Doch diese Variante mit Kichererbsen und Palmherzen begeistert mit so viel Aroma und wunderbarer Konsistenz, dass sie es mit dem traditionellen Salat gut aufnehmen kann. Wem der Ei-Geschmack fehlt, der kann anstatt von normalem Salz Schwarzsalz (das gar nicht schwarz, sondern pink ist und in Asia- oder India-Läden erhältlich ist) und 1 oder 2 Prisen Dulse-Flocken (Rotalgen) verwenden.

- 440g Kichererbsen (Dose), abgegossen, abgespült
- 400g Palmherzen (Dose), abgegossen, klein geschnitten
- 75g Gemüse- oder weiße Zwiebel, geschält, gewürfelt
- 50g Sellerie, gewaschen, klein geschnitten
- 60g vegane Mayonnaise plus extra nach Bedarf
- ½TL Salz
- ¼TL schwarzer Pfeffer aus der Mühle

1. Kichererbsen in eine mittelgroße Schüssel geben und mit einem Kartoffelstampfer oder einer Gabel grob zerdrücken. Palmherzen, Zwiebel, Sellerie, Mayonnaise, Salz und Pfeffer hinzugeben und alles gründlich vermengen. Sollte die Konsistenz noch nicht cremig genug sein, einfach noch etwas Mayonnaise hinzufügen.

2. Den Salat gleichmäßig auf 4 Frischhaltedosen für 1 Portion verteilen. Behälter verschließen.

Aufbewahrung: In luftdichten Frischhaltedosen ist das Gericht im Kühlschrank bis zu 5 Tage haltbar.

TIPP: Wie wäre es mit einem Salat im Glas? Den Salat gleichmäßig auf 4 breite Einweckgläser verteilen und darauf jeweils etwas geraspelten Kopfsalat oder Kohl geben.

Pro Portion: Kalorien: 214; Fett: 6 g; Eiweiß: 9 g; Kohlenhydrate: 35 g; Ballaststoffe: 8 g; Zucker: 1 g; Natrium: 765 mg

Meal-Prep-Plan 6

ROTE-BOHNEN-SALAT MIT MAIS

ERGIBT 4 PORTIONEN

Vorbereitung: 15 Minuten

Die Verwendung von Bohnen aus der Dose und Tiefkühl-Gemüse erlaubt es Ihnen, schnell ein leckeres und bekömmliches Mittag- oder Abendessen zum Mitnehmen vorzubereiten. Haben Sie etwas Zeit? Dann kochen Sie die Bohnen selbst im Dampfkochtopf und nehmen frischen statt Tiefkühl-Mais.

- 60g Cashewcreme (S. 130) oder ein anderes Salatdressing
- 1 TL Chilipulver
- 840g Kidneybohnen (Dose), abgespült, abgetropft
- 320g TK-Mais (aufgetaut) oder Mais aus der Dose, abgetropft
- 200g gekochter Emmer (oder Dinkel), Graupen oder Reis (optional)
- 380g Romanasalat, gewaschen, klein geschnitten

1. 4 breite 1-l-Einweckgläser nebeneinander aufstellen.
2. Cashewcreme oder Dressing in eine kleine Schüssel geben und das Chilipulver einrühren. Die Creme gleichmäßig auf die 4 Gläser verteilen.
3. Darauf gleichmäßig Kidneybohnen, Mais, Emmer (oder Dinkel) (falls verwendet) und Romanasalat verteilen und kräftig hineindrücken, damit alles hineinpasst. Behälter verschließen.

Aufbewahrung: In luftdichten Einweckgläsern ist der Salat im Kühlschrank bis zu 5 Tage haltbar.

TIPP: Wenn Sie vorgekochte Körner verwenden wollen, geben Sie diese nach dem Mais und vor dem Romanasalat in die Gläser.

Pro Portion: Kalorien: 303; Fett: 9 g; Eiweiß: 14 g; Kohlenhydrate: 45 g; Ballaststoffe: 15 g; Zucker: 6 g; Natrium: 654 mg

Meal-Prep-Plan 3

MEDITERRANE BOHNEN MIT RUCOLA

ERGIBT 4 PORTIONEN

Vorbereitung: 5 Minuten / Garzeit: 10 Minuten

Dieses Rezept zählt zu meinen absoluten Lieblingsgerichten, wenn es um Meal Prep geht. Der Grund: Die Bohnen und das Blattgemüse harmonieren perfekt. In dieser ausgewogenen Mahlzeit werden Zutaten aus der mediterranen Küche verwendet, die zu den gesündesten der Welt zählt.

- 800g passierte Tomaten mit Basilikum, Knoblauch und Oregano (Dose)
- 840g Cannellini-Bohnen (Dose), abgegossen, abgespült
- 60g grüne Oliven (ohne Stein), gehackt
- 125ml Gemüsebrühe
- 1TL natives Olivenöl extra oder 1EL Gemüsebrühe oder Wasser
- 4TL Knoblauch (etwa 4 Zehen), gehackt
- 300g Rucola, gewaschen
- 120ml Zitronensaft (ca. 4 kleine Zitronen)

1. Tomaten, Bohnen, Oliven und Brühe in einen großen Stieltopf oder Suppentopf geben und zum Kochen bringen. Dann Hitze reduzieren und alles ca. 10 Minuten köcheln lassen.
2. In der Zwischenzeit Olivenöl in einer großen Bratpfanne bei mittlerer Temperatur erhitzen. Knoblauch darin ca. 5 Minuten braten, bis er anfängt, braun zu werden. Rucola und Zitronensaft dazugeben und gut vermengen. Deckel auflegen, die Hitze auf geringe Stufe reduzieren und alles 3 Minuten schmoren lassen.
3. Rucolamischung gleichmäßig auf 4 Frischhaltedosen für 1 Portion verteilen und dann die Bohnen darüber löffeln. Abkühlen lassen und Behälter verschließen.

Aufbewahrung: In luftdichten Frischhaltedosen ist das Gericht im Kühlschrank bis zu 5 Tage oder eingefroren bis zu 2 Monate haltbar. Im Kühlschrank über Nacht auftauen lassen und 2–3 Minuten in der Mikrowelle oder 10 Minuten in einem Stieltopf bei mittlerer Hitze aufwärmen.

TIPP: Dieses Rezept lässt sich mit anderen Bohnen (probieren Sie mal weiße Bohnen) und Blattgemüse (Spinat macht sich gut) variieren.

Pro Portion: Kalorien: 310; Fett: 4 g; Eiweiß: 18 g; Kohlenhydrate: 53 g; Ballaststoffe: 18 g; Zucker: 12 g; Natrium: 810 mg

Meal-Prep-Plan 8

CREMIGE PILZ-POLENTA

ERGIBT 6 PORTIONEN

Vorbereitung: 5 Minuten / Garzeit: 25 Minuten

Diese nährstoffreiche Mahlzeit wird ganz einfach in einer Schüssel serviert. Noch reichhaltiger wird das Ganze mit gebratenem oder gedünstetem Gemüse. Die Polenta schmeckt gut zu Weißen Bohnen mit Dill (S. 114) oder Knoblauch-Kräuter-Zoodles (S. 101).

1 l Gemüsebrühe
500ml Wasser
290g Maismehl
1 TL Salz
1 TL gem. Kreuzkümmel
½ TL gem. Kurkuma
1 TL natives Olivenöl extra oder vegane Butter oder ¼ Tasse Gemüsebrühe
200g Pilze (Champignons oder Shiitake), gesäubert, klein geschnitten
20g Nährhefe
2 TL vegane Butter
1 EL Zitronensaft (ca. ½ kleine Zitrone)

1. Brühe und Wasser in einem großen Stiel- oder Kochtopf zum Kochen bringen. Langsam das Maismehl einrühren. Dann Salz, Kreuzkümmel und Kurkuma hinzugeben. Die Hitze auf geringe Stufe reduzieren und Polenta unter Rühren ca. 15 Minuten köcheln, bis sie etwas eingedickt ist.

2. In der Zwischenzeit Olivenöl in einem Stieltopf bei mittlerer Temperatur erhitzen. Die Pilze hineingeben und ca. 5 Minuten unter Rühren braten. Beiseite stellen.

3. Topf mit der Polenta vom Herd nehmen. Nährhefe, vegane Butter, Zitronensaft und gegarte Pilze hineingeben und gründlich untermischen.

4. Polenta gleichmäßig auf 6 Frischhaltedosen für 1 Portion verteilen. Abkühlen lassen und Behälter verschließen.

Aufbewahrung: In luftdichten Frischhaltedosen ist das Gericht im Kühlschrank 1 Woche oder eingefroren bis zu 1 Monat haltbar. Zum Auftauen eine Nacht in den Kühlschrank stellen. 2 Minuten in der Mikrowelle aufwärmen.

TIPP: Freunde von Dampfkochtöpfen und Multicookern geben Brühe, Wasser, Maismehl, Salz, Kreuzkümmel und Kurkuma in den Topf. 5 Minuten bei hohem Druck garen und abdampfen (abkühlen) lassen. Dann ab Schritt 2 des Rezepts weiter zubereiten.

Pro Portion: Kalorien: 174; Fett: 4 g; Eiweiß: 5 g; Kohlenhydrate: 32 g; Ballaststoffe: 4 g; Zucker: 2 g; Natrium: 572 mg

TEMPEH-SALAT-TOMATEN-WRAP

ERGIBT 4 PORTIONEN

Vorbereitung: 10 Minuten / Garzeit: 15 Minuten

Die vegane Version des traditionellen Schinken-Salat-Tomaten-Sandwiches heißt bei mir Tempeh-Salat-Tomaten-Wrap. Dies ist ein herzhafter Imbiss, der sich einfach zubereiten lässt und ideal zum Mitnehmen ist!

250ml Wasser
450g Tempeh
75g Ahornsirup
2TL natives Olivenöl extra oder Rapsöl
1TL vegane Worcestersauce, Tamari oder Sojasauce
Flüssigrauch (nach Belieben)
1TL Cayennepfeffer
Antihaft-Kochspray
4 vegane Tortillas (Vollkorn, Weizenmehl, Spinat oder glutenfrei)
8 Salatblätter (Romanasalat, roter oder grüner Blattsalat), gewaschen
2 große Tomaten, gewaschen, in insgesamt 8 Scheiben geschnitten
120g vegane Mayonnaise oder Dressing nach Caesar-Art (S. 125)

1. Wasser in einem großen Topf zum Kochen bringen. Einen Dampfkorb in den Topf stellen und den Tempeh hineingeben. Deckel auflegen und Tempeh 10 Minuten dampfgaren. Herausnehmen, abkühlen lassen und in 16 Streifen schneiden.
2. Ahornsirup, Olivenöl, Worcestersauce, Flüssigrauch und Cayennepfeffer in einer kleinen Schüssel vermengen.
3. Eine große Bratpfanne mit Kochspray einsprühen und bei mittlerer bis hoher Temperatur erhitzen. Tempehstreifen hineingeben, die Sauce darüber gießen und Tempeh ca. 6 Minuten garen, dabei nach 3 Minuten einmal wenden. Danach Tempeh auf einen Teller geben.
4. Die Wraps wie folgt zusammenstellen: Auf 1 Tortilla je 2 Salatblätter, 2 Tomatenscheiben, 4 Tempehstreifen und 30 g (2 EL) vegane Mayonnaise geben. Die Tortillas aufrollen und jeweils in 1 Frischhaltedose für 1 Portion oder 1 1-l-Gefrierbeutel legen.

Aufbewahrung: In luftdichten Frischhaltedosen ist das Gericht im Kühlschrank bis zu 1 Woche haltbar. Kalt servieren.

TIPP: Dieses Rezept gelingt auch mit Tofu!

Pro Portion: Kalorien: 434; Fett: 23 g; Eiweiß: 23 g; Kohlenhydrate: 41 g; Ballaststoffe: 3 g; Zucker: 15 g; Natrium: 332 mg

KRÄFTIGES BOHNEN-CHILI

ERGIBT 4 PORTIONEN

Vorbereitung: 10 Minuten / **Garzeit:** 30 Minuten

Wer gerade erst auf vegane Ernährung umstellt, möchte am liebsten Gerichte zubereiten, die er kennt. In diesem Chili ersetzt Soja das Rinderhackfleisch – eine komplett vegane Version also. Chili schmeckt immer gut, aber probieren Sie es mal mit gebackenen Kartoffeln (S. 107) – unwiderstehlich!

- 90g Sojaschnetzel
- 360ml warme Gemüsebrühe, aufgeteilt
- 1 EL natives Olivenöl extra oder 2 EL Wasser
- 150g Zwiebel, geschält, fein gewürfelt
- 3 TL Knoblauch (etwa 3 Zehen), gehackt
- 1 TL Chipotle-Chilipulver
- 1 TL Paprikapulver
- 1 TL Chilipulver
- 1 TL gem. Kreuzkümmel
- ½ TL Chiliflocken
- 400g schwarze Bohnen (Dose), abgegossen, abgespült, oder 250g gegarte schwarze Bohnen
- 420g passierte Tomaten (Dose)
- 2 TL Tomatenmark
- 1–2 EL Jalapeño-Chili, gewaschen, gehackt (optional)
- ½–1 TL Salz
- ¼–½ TL schwarzer Pfeffer aus der Mühle

1. Soja mit 250 ml warmer Brühe in einer kleinen Schüssel vermengen. 10 Minuten quellen lassen.
2. Olivenöl in einem großen Kochtopf bei mittlerer bis hoher Hitze erwärmen. Zwiebel und Knoblauch darin 5 Minuten braten, bis die Zwiebel glasig ist. Chipotle-Chilipulver, Paprikapulver, Chilipulver, Kreuzkümmel, Chiliflocken und Soja hinzugeben und gut vermengen. Schwarze Bohnen, Tomaten, Tomatenmark, die restliche Brühe, Jalapeño (falls verwendet), Salz und schwarzen Pfeffer unterrühren und alles zum Kochen bringen.
3. Deckel auflegen, die Hitze auf geringe Stufe reduzieren und Chili 20 Minuten köcheln lassen.
4. Das Chili gleichmäßig auf 4 Frischhaltedosen für 1 Portion oder große Einweckgläser verteilen. Abkühlen lassen und Behälter verschließen.

Aufbewahrung: In luftdichten Frischhaltedosen ist das Gericht im Kühlschrank bis zu 5 Tage oder eingefroren bis zu 3 Monate haltbar. Zum Auftauen eine Nacht in den Kühlschrank stellen. 2–3 Minuten in der Mikrowelle aufwärmen.

TIPP: Sojaschnetzel, Sojahack oder texturiertes Soja sind in gut sortierten Supermärkten, Bio-Läden, Reformhäusern sowie über das Internet erhältlich.

Pro Portion: Kalorien: 260; Fett: 5 g; Eiweiß: 23 g; Kohlenhydrate: 35 g; Ballaststoffe: 8 g; Zucker: 4 g; Natrium: 309 mg

QUINOA-PILAW

ERGIBT 4 PORTIONEN

Vorbereitung: 10 Minuten / Garzeit: 25 Minuten

Wenn Sie sich für dieses einfache Rezept entscheiden, erhalten Sie jede Menge Eiweiß, Vitamine und Mineralstoffe. Dieser Pilaw passt sehr gut zum Wurzelgemüse mit Miso (S. 103).

180g Quinoa
1TL natives Olivenöl extra oder 2TL Gemüsebrühe oder Wasser
75g rote Zwiebel, geschält, fein gewürfelt
125g Karotte, gewaschen, gewürfelt
370ml Gemüsebrühe
½TL getr. Petersilie
½TL getr. Thymian
½TL Salz
30–60g Walnusskerne, gehackt

1. Quinoa in ein Sieb geben, mit Wasser abspülen und abtropfen lassen.

2. Olivenöl in einem großen Stieltopf bei mittlerer bis hoher Temperatur erhitzen. Zwiebel und Karotte darin 3 Minuten braten. Brühe, Petersilie, Thymian, Salz und Quinoa unterrühren und zum Kochen bringen. Deckel auflegen, die Hitze auf geringe Stufe reduzieren und alles 15–20 Minuten köcheln lassen, bis die Brühe aufgesogen wurde.

3. Topf vom Herd nehmen und Pilaw 5 Minuten ruhen lassen. Dann Topf kräftig schütteln und die gehackten Walnusskerne untermischen.

4. Pilaw gleichmäßig auf 4 Frischhaltedosen für 1 Portion verteilen. Abkühlen lassen und Behälter verschließen.

Aufbewahrung: In luftdichten Frischhaltedosen ist das Gericht im Kühlschrank bis zu 5 Tage oder eingefroren bis zu 3 Monate haltbar. Zum Auftauen eine Nacht in den Kühlschrank stellen. 2–3 Minuten in der Mikrowelle aufwärmen.

TIPP: Noch appetitlicher sieht das Gericht mit roter Quinoa und auf einem Bett aus grünem Blattgemüse aus.

Pro Portion: Kalorien: 202; Fett: 5g; Eiweiß: 7g; Kohlenhydrate: 33g; Ballaststoffe: 5g; Zucker: 2g; Natrium: 355mg

Meal-Prep-Plan 8

COWBOY-SALAT MIT KAVIAR

ERGIBT 4 PORTIONEN

Vorbereitung: 15 Minuten

Ob für ein Familientreffen oder ein Buffet, vermutlich kennt jeder von uns Gerichte, die immer gut ankommen. In unserer Familie war es der »Cowboy-Kaviar«. (Dabei wussten wir gar nicht, dass wir da etwas ganz Veganes aßen.) Normalerweise wird er als Vorspeise mit Chips serviert, hier ist er der Star eines Salats im Einweckglas.

- 1 große Tomate, gewaschen, klein geschnitten
- 1 rote Paprikaschote, gewaschen, klein geschnitten
- 1 grüne Paprikaschote, gewaschen, klein geschnitten
- 1 kleine rote Zwiebel, geschält, fein gewürfelt
- 420g Schwarzaugenbohnen (Dose), abgespült, abgetropft
- 420g schwarze Bohnen (Dose), abgespült, abgetropft
- 420g Mais (Dose), abgespült, abgetropft
- 2 Avocados (ohne Stein), geschält
- 2EL Zitronensaft
- 60ml Reis-, Apfel- oder Weißweinessig, ungewürzt
- 1TL getr. Oregano
- ½TL Salz
- 240g grünes Blattgemüse (Grünkohl, Spinat, Rucola, Romanasalat), gewaschen, aufgeteilt

1. Tomate, Paprikaschoten, Zwiebel, Schwarzaugenbohnen, Bohnen und Mais in einer großen Schüssel vermengen. Beiseite stellen.

2. Avocados, Zitronensaft, Essig, Oregano und Salz in einem Blender zu einem cremigen Dressing pürieren.

3. Erst das Dressing auf 4 breite 1-l-Einweckgläser verteilen und dann den »Kaviar« sowie das Blattgemüse darauf verteilen. Gläser gut verschließen.

Aufbewahrung: In luftdichten Einweckgläsern ist das Gericht im Kühlschrank bis zu 1 Woche haltbar.

TIPP: Ist das Gericht nur für Sie, dann könnten Sie lediglich 2 Gläser füllen und den restlichen »Kaviar« als Dip für die Snacks dieser Woche verwenden; schmeckt hervorragend mit Tortillachips.

Pro Portion: Kalorien: 411; Fett: 16 g; Eiweiß: 16 g; Kohlenhydrate: 60 g; Ballaststoffe: 19 g; Zucker: 8 g; Natrium: 543 mg

Meal-Prep-Plan 4

QUINOA-GRÜNKOHL-BOWL

ERGIBT 4 PORTIONEN

Vorbereitung: 5 Minuten / Garzeit: 20 Minuten

Quinoa und Grünkohl, das klingt sehr vegan, oder? Klar, denn sie sind ja auch sehr gesund! Diese Bowl ist einfach, aromatisch und nahrhaft.

- 180g Quinoa, abgespült, abgetropft
- 500ml Wasser
- 180g Grünkohl, Stiele entfernt, gewaschen, klein geschnitten
- 1 kleine Tomate, gewaschen, klein geschnitten
- 3TL Zitronensaft oder 2TL ungewürzter Reisessig
- ¼–½TL Salz (optional)
- ¼TL schwarzer Pfeffer aus der Mühle

1. Quinoa und Wasser in einem mittelgroßen Kochtopf zum Kochen bringen. Deckel auflegen, die Hitze reduzieren und Quinoa 15–20 Minuten köcheln, bis das Wasser aufgesogen wurde.

2. Topf vom Herd nehmen, den Grünkohl hinzugeben (nicht umrühren!) und alles ca. 5 Minuten ruhen lassen. Dann Tomate, Zitronensaft, Salz (falls verwendet) und Pfeffer hinzugeben und behutsam untermischen.

3. Quinoa-Grünkohl-Mischung gleichmäßig auf 4 Frischhaltedosen für 1 Portion verteilen. Abkühlen lassen und Behälter verschließen.

Aufbewahrung: Im Kühlschrank ist das Gericht bis zu 5 Tage haltbar. Kalt servieren oder in der Mikrowelle 1–2 Minuten aufwärmen. Einfrieren: In luftdichten Frischhaltedosen bis zu 3 Monate haltbar. Zum Auftauen eine Nacht in den Kühlschrank stellen und dann kalt servieren oder 1–2 Minuten in der Mikrowelle aufwärmen.

TIPP: Für eine herzhafte Mahlzeit schichten Sie folgende Zutaten in ein breites 475-ml-Weckglas: 2EL Mandelblättchen, 90–180g von der gekochten Quinoa mit Grünkohl und 20g Rucola oder Spinat. Kalt als Salat verzehren oder 2–3 Minuten aufwärmen.

Pro Portion: Kalorien: 183; Fett: 3 g; Eiweiß: 8 g; Kohlenhydrate: 33 g; Ballaststoffe: 4 g; Zucker: 1 g; Natrium: 26 mg

Meal-Prep-Plan 5

EINFACHES KITCHARI

ERGIBT 5 PORTIONEN

Vorbereitung: 20 Minuten / Garzeit: 20 Minuten

Wer ein »Trostessen« braucht, das zudem noch herzhaft und leicht verdaulich ist, der ist mit diesem Rezept gut bedient. Meine Version eines Kitchari, wie es aus der ayurvedischen Küche bekannt ist, lässt sich auch gut einfrieren. Noch authentischer schmeckt das Ganze mit frischem Koriander und geriebenem Ingwer.

120g gelbe Mungobohnen oder Schälerbsen

100g Basmatireis

1 kleine rote Zwiebel, geschält, gewürfelt

420g stückige Tomaten (Dose)

5TL Knoblauch (etwa 5 Zehen), gehackt

1 Jalapeño-Chili, gewaschen, Kerne entfernt

½TL gem. oder 2EL frisch gehackter Ingwer

1TL gem. Kurkuma

2EL–60ml Wasser

1TL natives Olivenöl extra oder 1–2EL Gemüsebrühe

1¼ TL gem. Kreuzkümmel

1¼ TL gem. Koriander

1TL Fenchelsamen

900g klein geschnittenes Gemüse (Karotten, Blumenkohl, Sommer- oder Winterkürbis, Brokkoli und/oder Kartoffeln)

750ml Wasser

Saft von 1 großen Zitrone

1–2TL Salz

½TL schwarzer Pfeffer aus der Mühle

1. Bohnen und Reis in ein Sieb geben und mit Wasser abspülen. In eine Schüssel schütten, mit Wasser bedecken und 15 Minuten einweichen lassen.

2. Zwiebel, Tomaten mit dem Saft, Knoblauch, Jalapeño, Ingwer, Kurkuma und 2 El Wasser in eine Küchenmaschine oder einen Blender geben und pürieren. Nach Bedarf noch etwas Wasser hinzufügen, bis die Sauce zähflüssig und nicht mehr stückig ist.

3. Olivenöl in einem großen Kochtopf bei mittlerer bis hoher Temperatur erhitzen. Kreuzkümmel, Koriander und Fenchelsamen hineingeben und unter regelmäßigem Rühren anbraten, bis die Mischung anfängt, zu duften.

4. Die pürierte Mischung aus dem Mixer zu den Gewürzen geben.

5. Reis und Bohnen in einem Sieb abspülen, abtropfen lassen und ebenfalls in den Topf geben. Das klein geschnittene Gemüse und das Wasser dazugeben, alles gut vermengen und zum Kochen bringen. Deckel auflegen, die Hitze auf geringe Stufe reduzieren und alles 15–20 Minuten köcheln, bis die Bohnen und der Reis bissfest sind. Zitronensaft einrühren und bei Bedarf mit Salz und Pfeffer abschmecken.

6. Kitchari gleichmäßig auf 5 Frischhaltedosen für 1 Portion verteilen. Abkühlen lassen und Behälter verschließen.

Aufbewahrung: In luftdichten Frischhaltedosen ist das Gericht im Kühlschrank bis zu 5 Tage oder eingefroren bis zu 3 Monate haltbar. Zum Auftauen eine Nacht in den Kühlschrank stellen. 3–3½ Minuten in der Mikrowelle aufwärmen.

TIPP: Wer einen Ernährungsneustart plant, kann nach alter ayurvedischer Tradition erst einmal drei Tage lang dreimal am Tag Kitchari essen.

Pro Portion: Kalorien: 234; Fett: 3 g; Eiweiß: 7 g; Kohlenhydrate: 47 g; Ballaststoffe: 13 g; Zucker: 5 g; Natrium: 862 mg

CHILI NACH ASIA-ART

ERGIBT 4 PORTIONEN

Vorbereitung: 15 Minuten / Garzeit: 20 Minuten

Hier folgt das nächste Chili-Rezept, diesmal eines mit fernöstlichen Einflüssen. Wer mit unterschiedlichen Aromen spielt, beugt kulinarischer Langeweile geschickt vor. In diesem Rezept stehen eine kleine Bohne und würzige Zutaten aus der japanischen Küche im Mittelpunkt: Kohl, Misopaste und Sojasauce. Sein feuriges Aroma erhält das Chili durch eine scharfe asiatische Sauce oder Paste wie etwa Yuzu oder Gochujang. Oder verwenden Sie eine entsprechende Sauce oder Paste, die sie vorrätig haben.

1 TL Sesamöl oder 2 TL Gemüsebrühe oder Wasser
75 g Zwiebel, geschält, fein gewürfelt
3 TL Knoblauch (etwa 3 Zehen), gehackt
130 g Karotten, gewaschen, klein geschnitten
140 g Weiß- oder Chinakohl, gewaschen, geraspelt
420 g kleine rote Bohnen oder Adzukibohnen (Dose), abgegossen, abgespült
420 g stückige Tomaten (Dose)
500 ml Gemüsebrühe
2 EL rote Misopaste oder Tomatenmark
2 EL heißes Wasser
1 EL scharfe Sauce
2 TL–1 EL Tamari oder Sojasauce (optional)

1. Sesamöl in einem großen Kochtopf bei mittlerer bis hoher Temperatur erhitzen. Zwiebel, Knoblauch und Karotte darin 5 Minuten braten, bis die Zwiebel glasig ist. Kohl, Bohnen, Tomaten und Brühe hineingeben, gut vermengen und alles zum Kochen bringen.

2. Deckel auflegen, die Hitze auf geringe Stufe reduzieren und Chili 15 Minuten köcheln lassen.

3. Misopaste und heißes Wasser in einem Messbecher vermischen und beiseite stellen.

4. Nach 15 Minuten Garzeit den Topf von der Herdplatte nehmen. Misomischung und scharfe Sauce hinzugeben und gut verrühren. Nach Bedarf mit Tamari abschmecken.

5. Chili gleichmäßig auf 4 Frischhaltedosen für 1 Portion oder große Einweckgläser verteilen. Abkühlen lassen und Behälter verschließen.

Aufbewahrung: In luftdichten Frischhaltedosen ist dieses Gericht im Kühlschrank bis zu 5 Tage oder eingefroren bis zu 3 Monate haltbar. Zum Auftauen eine Nacht in den Kühlschrank stellen. 2–3 Minuten in der Mikrowelle aufwärmen.

TIPP: Wer Adzukibohnen liebt, sollte immer einen Vorrat davon zu Hause haben. Aufgewärmt passen diese Bohnen wunderbar zu Spaghettikürbis mit Miso (S. 100) oder Wurzelgemüse mit Miso (S. 103).

Pro Portion: Kalorien: 177; Fett: 2 g; Eiweiß: 9 g; Kohlenhydrate: 33 g; Ballaststoffe: 11 g; Zucker: 9 g; Natrium: 764 mg

Meal-Prep-Plan 7

GURKENSALAT MIT ZWIEBEL UND QUINOA

ERGIBT 4 PORTIONEN

Vorbereitung: 15 Minuten / Garzeit: 20 Minuten

Ich bin mit Gurken und Zwiebeln aus eigenem Garten groß geworden. Mein Vater bereitete sie ganz einfach zu: in Scheiben geschnitten in einer Mischung aus Wasser, Essig und Zucker. Dieser Salat schmeckt ähnlich, ist dank der Quinoa aber eine vollwertige Mahlzeit.

- 270g Quinoa, abgespült, abgetropft
- 570ml Wasser
- 80ml Weißweinessig
- 2EL natives Olivenöl extra
- 1EL gehackter frischer Dill
- 1½ TL veganer Zucker
- 2 Prisen Salz
- ¼TL schwarzer Pfeffer aus der Mühle
- 200g Zwiebel, geschält, in Ringe geschnitten
- 260g Salatgurke, gewaschen, klein geschnitten
- 200g Kopfsalat, gewaschen, klein geschnitten

1. Quinoa und Wasser in einen mittelgroßen Kochtopf geben und zum Kochen bringen. Deckel auflegen, die Hitze auf mittlere bis geringe Stufe reduzieren und Quinoa 15–20 Minuten köcheln lassen, bis das Wasser aufgesogen wurde.

2. Topf vom Herd nehmen und 5 Minuten stehen lassen.

3. Dann Quinoa mit einer Gabel auflockern und beiseite stellen.

4. In der Zwischenzeit Essig, Olivenöl, Dill, Zucker, Salz und Pfeffer in einer kleinen Schüssel zu einem Dressing vermengen. Beiseite stellen.

5. Dressing, Zwiebeln, Salatgurke, Quinoa und Kopfsalat auf 4 breite Einweckgläser verteilen. Gut verschließen.

Aufbewahrung: In luftdichten Einweckgläsern ist das Gericht im Kühlschrank bis zu 5 Tage haltbar. Vor dem Verzehr den Inhalt im Glas erst gut schütteln, dann direkt aus dem Glas essen oder in eine Schüssel geben.

TIPP: Noch geschmackvoller und attraktiver wird das Gericht mit klein geschnittenem Endiviensalat oder Radicchio.

Pro Portion: Kalorien: 369; Fett: 11 g; Eiweiß: 10 g; Kohlenhydrate: 58 g; Ballaststoffe: 6 g; Zucker: 12 g; Natrium: 88 mg

Meal-Prep-Plan 8

GESUNDE KÄSE-MAKKARONI

ERGIBT 4 PORTIONEN

Vorbereitung: 5 Minuten / Garzeit: 15 Minuten

Dieses Rezept ist absichtlich nur ein Basisrezept. Es ist köstlich, wie es ist, aber versuchen Sie doch mal, es in einem Einweckglas mit anderen Zutaten zu kombinieren. Beginnen Sie mit einer Schicht frischem, Tiefkühl- oder Dosengemüse oder etwas Blattgemüse wie Rucola. Dann kommen die Käse-Makkaroni dazu, und schon können Sie die Gläser verschließen. Nach dem Aufwärmen haben Sie eine vollwertige, ausgewogene Mahlzeit.

1 Prise Salz plus ½TL
220g vegane Makkaroni
2TL Knoblauch (etwa 2 Zehen), gehackt
2EL Nährhefe
2TL Zitronensaft (ca. ½ kleine Zitrone)

1. In einem großen Kochtopf ausreichend Wasser mit 1 Prise Salz zum Kochen bringen. Die Nudeln laut Packungsangaben darin kochen (meist 7–9 Minuten). Danach die Nudeln durch ein Sieb abgießen und wieder in den Topf geben.

2. Knoblauch, Nährhefe, Zitronensaft und Salz hinzugeben und alles gut vermengen.

3. Käse-Makkaroni gleichmäßig auf 4 breite Einweckgläser oder Frischhaltedosen für 1 Portion verteilen. Abkühlen lassen und Behälter verschließen.

Aufbewahrung: In luftdichten Frischhaltedosen ist das Gericht im Kühlschrank bis zu 1 Woche oder eingefroren bis zu 2 Monate haltbar. Zum Auftauen eine Nacht in den Kühlschrank stellen. 2–3 Minuten in der Mikrowelle aufwärmen.

TIPP: Noch geschmackvoller wird das Gericht, wenn Sie die Nudeln in Gemüsebrühe kochen. Und mit Quinoa-Makkaroni wird ihre Mahlzeit sogar glutenfrei.

Pro Portion: Kalorien: 232; Fett: 1g; Eiweiß: 10g; Kohlenhydrate: 45g; Ballaststoffe: 3g; Zucker: 2g; Natrium: 298mg

Meal-Prep-Plan 7

KICHERERBSEN-ARTISCHOCKEN-CURRY

ERGIBT 4 PORTIONEN

Vorbereitung: 10 Minuten / Garzeit: 15 Minuten

Wenn Sie gern Gerichte aus anderen Ländern zubereiten, dann ist dieses Curry genau das Richtige für den Anfang. Kichererbsen und Artischocken sind fast überall erhältlich, und ansonsten brauchen Sie sind nur noch etwas Currypulver und Kokosmilch. Geschmack und Konsistenz werden Sie garantiert mögen. Besonders gut schmeckt das Curry mit gedünstetem Grünkohl, Spinat oder Mangold.

1 TL natives Olivenöl extra oder 2 TL Gemüsebrühe
1 kleine Zwiebel, geschält, gewürfelt
2 TL Knoblauch (2 Zehen), gehackt
420 g Kichererbsen (Dose), abgespült, abgetropft
420 g Artischockenherzen (Dose), abgetropft, geviertelt
2 TL Currypulver
½ TL gem. Koriander
½ TL gem. Kreuzkümmel
160 g Kokosmilch, ungesüßt

1. Olivenöl in einer großen Bratpfanne oder einem Kochtopf bei mittlerer bis hoher Temperatur erhitzen. Zwiebel und Knoblauch darin ca. 5 Minuten braten.
2. Kichererbsen, Artischockenherzen, Currypulver, Koriander und Kreuzkümmel hinzugeben und gut vermengen. Kokosmilch hinzugießen, gut unterrühren und Curry zum Kochen bringen. Deckel auflegen, die Hitze auf geringe Stufe reduzieren und alles 10 Minuten köcheln lassen.
3. Das Curry gleichmäßig auf 4 breite Einweckgläser oder Frischhaltedosen verteilen. Abkühlen lassen und Behälter verschließen.

Aufbewahrung: In luftdichten Frischhaltedosen ist das Gericht im Kühlschrank bis zu 5 Tage oder eingefroren bis zu 2 Monate haltbar. Zum Auftauen eine Nacht in den Kühlschrank stellen. 1–3 Minuten in der Mikrowelle aufwärmen.

TIPP: Ich empfehle, für das Curry 0,5-l-Gläser zu verwenden, da Sie dann so viel Babyspinat dazupacken können, wie Sie wollen. Beim Aufwärmen in der Mikrowelle fällt der Spinat zusammen. Vor dem Verzehr den Inhalt des Glases in eine Schüssel geben – fertig ist eine ausgewogene Mahlzeit.

Pro Portion: Kalorien: 267; Fett: 12 g; Eiweiß: 9 g; Kohlenhydrate: 36 g; Ballaststoffe: 11 g; Zucker: 3 g; Natrium: 373 mg

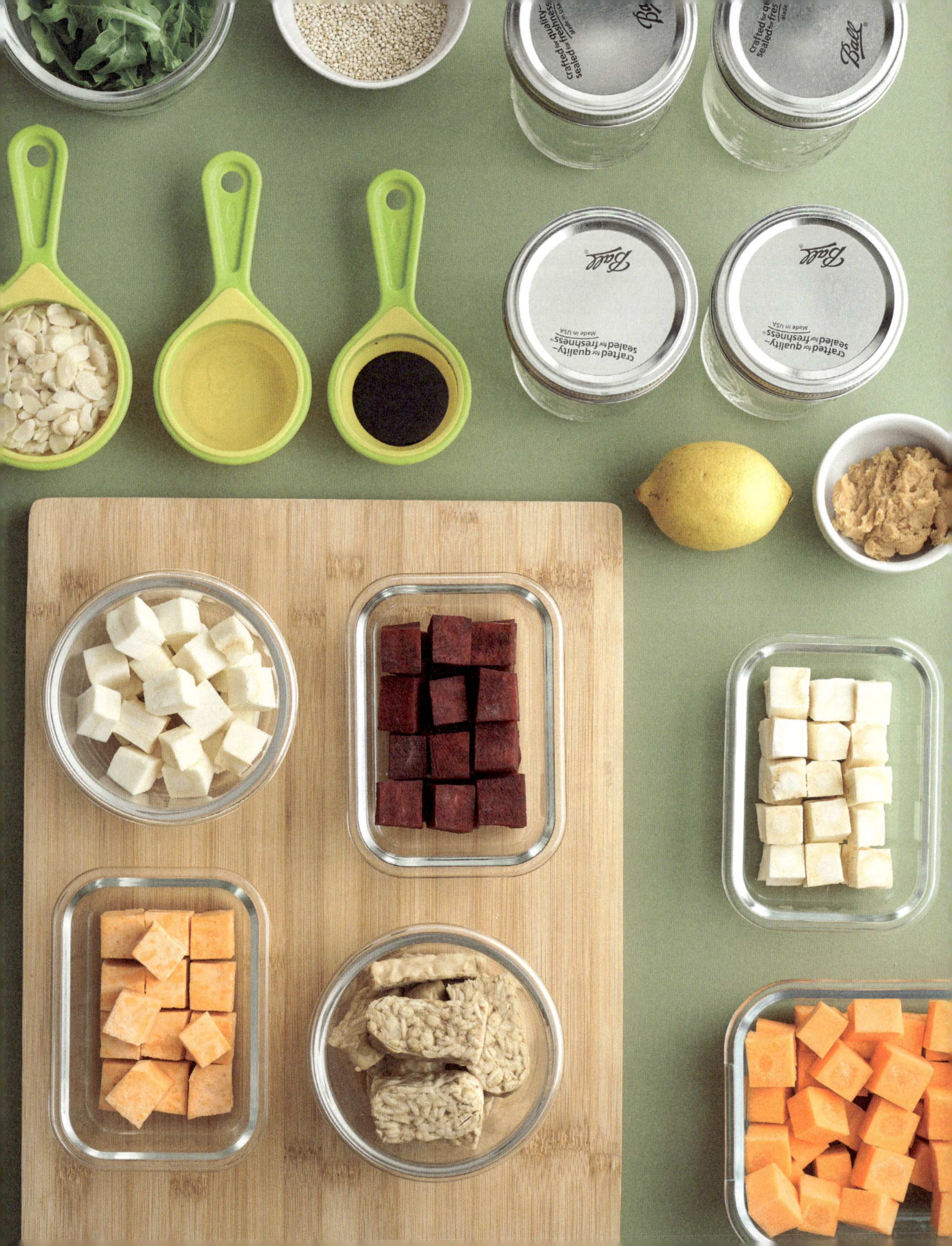
Ball
crafted for quality~
sealed for freshness
Made in USA

GEMÜSE

« Wurzelgemüse mit Miso (S. 103)

GEDÜNSTETER BLUMENKOHL

ERGIBT 6 PORTIONEN

Vorbereitung: 5 Minuten / Garzeit: 10 Minuten

Gedünsteter Blumenkohl ist ideal für Meal-Prep-Gerichte. Wichtig dabei ist, den Blumenkohl nicht zu lange zu kochen, da er später sowieso wieder aufgewärmt wird und niemand matschiges Gemüse mag! Die Chiliflocken sind zwar optional, aber einen Versuch auf jeden Fall wert. Einfacher lässt sich ein Gericht nicht aromatisieren.

1 großer Blumenkohl, gewaschen
250ml Wasser
½TL Salz
1TL Chiliflocken (optional)

1. Blätter und Strunk vom Blumenkohl entfernen und den Kopf in Röschen zerteilen.
2. Wasser mit Salz in einem großen Topf zum Kochen bringen. Einen Dampfkorb hineinstellen und die Röschen hineingeben. Deckel auflegen und Röschen 5–7 Minuten dünsten, bis sie bissfest sind.
3. Röschen in eine große Schüssel geben und mit den Chiliflocken (falls verwendet) vermengen.
4. Die Röschen in 1 große Frischhaltedose geben oder auf 6 Frischhaltedosen für 1 Portion verteilen. Abkühlen lassen und Behälter verschließen.

Aufbewahrung: In luftdichten Frischhaltedosen ist das Gericht im Kühlschrank bis zu 1 Woche oder eingefroren bis zu 6 Monate haltbar. Zum Auftauen eine Nacht in den Kühlschrank stellen. 2–3 Minuten in der Mikrowelle aufwärmen.

TIPP: Den gedünsteten Blumenkohl in eine Küchenmaschine geben und 10–15 Sekunden zu »Gemüsereis« zerkleinern.

Pro Portion: Kalorien: 35; Fett: 0 g; Eiweiß: 3 g; Kohlenhydrate: 7 g; Ballaststoffe: 4 g; Zucker: 4 g; Natrium: 236 mg

CAJUN-SÜSSKARTOFFELN

ERGIBT 4 PORTIONEN

Vorbereitung: 5 Minuten / Garzeit: 30 Minuten

Gemüse zu braten ist eigentlich ganz einfach, viele scheuen es vielleicht, weil es etwas Zeit und Aufmerksamkeit braucht. Wenn Sie aber Wurzelgemüse wie hier die Süßkartoffeln erst in kleine Würfel schneiden, dann zaubern Sie im Nu gesundes Gemüse auf den Tisch.

- 900g Süßkartoffeln
- 2TL natives Olivenöl extra
- ½TL Cayennepfeffer
- ½TL geräuchertes Paprikapulver
- ½TL getr. Oregano
- ½TL getr. Thymian
- ½TL Knoblauchpulver
- ½TL Salz (optional)

1. Den Ofen auf 200 °C Ober-/Unterhitze vorheizen. Ein Backblech mit Backpapier auslegen.
2. Die Süßkartoffeln abspülen, mit Küchenpapier trocken tupfen und in kleine Würfel schneiden. Die Würfel in eine große Schüssel geben und mit dem Olivenöl beträufeln.
3. Cayennepfeffer, Paprikapulver, Oregano, Thymian und Knoblauchpulver in einer kleinen Schüssel verrühren und über die Kartoffelwürfel streuen. Gut umrühren, bis die Würfel vollständig mit den Gewürzen überzogen sind.
4. Kartoffelwürfel in einer Schicht auf das vorbereitete Backblech geben und mit Salz (falls verwendet) bestreuen. Kartoffelwürfel 30 Minuten im Ofen backen, dabei nach 15 Minuten einmal wenden.
5. Kartoffelwürfel gleichmäßig auf 4 Frischhaltedosen für 1 Portion verteilen. Abkühlen lassen und Behälter verschließen.

Aufbewahrung: In luftdichten Frischhaltedosen ist das Gericht im Kühlschrank bis zu 1 Woche haltbar. 1–2 Minuten in der Mikrowelle aufwärmen.

TIPP: Reste von gebratenem Wurzelgemüse schmecken gut in einem Salat. Unbedingt probieren!

Pro Portion: Kalorien: 219; Fett: 3 g; Eiweiß: 4 g; Kohlenhydrate: 46 g; Ballaststoffe: 7 g; Zucker: 9 g; Natrium: 125 mg

SPAGHETTIKÜRBIS MIT MISO

ERGIBT 4 PORTIONEN

Vorbereitung: 5 Minuten / Garzeit: 40 Minuten

Hier folgt eine Low-Carb-Alternative zu traditionellen Nudeln. Wobei ich den Kürbis gern als schmackhafte Beilage oder Zugabe in einer Buddha-Bowl mit Bohnen und Körnern verwende. Versuchen Sie ihn auch als Suppeneinlage!

1400g Spaghettikürbis
1 EL heißes Wasser
1 EL ungewürzter Reisessig
1 EL weiße Misopaste

1. Den Ofen auf 200 °C Ober-/Unterhitze vorheizen. Ein Backblech mit Backpapier auslegen.
2. Kürbis der Länge nach halbieren, mit der Schnittfläche nach unten auf das vorbereitete Backblech setzen und in 35–40 Minuten im Ofen weich backen.
3. Kürbis etwas abkühlen lassen, sodass Sie ihn anfassen können. Mit einer Gabel das Fruchtfleisch in Spaghetti-Form aus der Schale kratzen. In eine große Schüssel geben.
4. Heißes Wasser, Essig und Misopaste in einer kleinen Schüssel mit einem Schneebesen oder einer Gabel verquirlen. Das Kürbisfruchtfleisch mit der Mischung beträufeln und beides vorsichtig mit Nudelzangen vermengen, bis das Fruchtfleisch vollständig mit der Sauce überzogen ist.
5. Kürbis gleichmäßig auf 4 Frischhaltedosen für 1 Portion verteilen. Abkühlen lassen und Behälter verschließen.

Aufbewahrung: In luftdichten Frischhaltedosen ist das Gericht im Kühlschrank bis zu 1 Woche oder eingefroren bis zu 4 Monate haltbar. Zum Auftauen eine Nacht in den Kühlschrank stellen. 2–3 Minuten in der Mikrowelle aufwärmen.

TIPP: Schneller fertig sind die Kürbisspaghetti mit einem Dampfkochtopf. Dazu den Kürbis in einem Dampfkorb in den Topf stellen, 125ml Wasser angießen und Kürbis 15 Minuten bei hohem Druck garen; anschließend abkühlen (abdampfen) lassen.

Pro Portion: Kalorien: 117; Fett: 2 g; Eiweiß: 3 g; Kohlenhydrate: 25 g; Ballaststoffe: 0 g; Zucker: 0 g; Natrium: 218 mg

KNOBLAUCH-KRÄUTER-ZOODLES

ERGIBT 4 PORTIONEN

Vorbereitung: 5–10 Minuten / Garzeit: 2 Minuten

Zu den beliebtesten Low-Carb-Gemüsenudeln gehören Zoodles. Da sie später noch mal aufgewärmt werden, müssen die Zucchininudeln nur ganz kurz garen – schließlich sollen sie nicht zu weich werden. Wer sie lieber roh mag, vermischt alle Zutaten in einer Schüssel und kombiniert das Ganze dann entweder in 1 große Frischhaltedose oder in 4 breiten Einweckgläsern mit anderen Beigaben zu einem Salat im Glas.

- 1 TL natives Olivenöl extra oder 2 EL Gemüsebrühe
- 1 TL Knoblauch (etwa 1 Zehe), gehackt
- 4 mittelgroße Zucchini, gewaschen, mit dem Spiralschneider in Nudelform geschnitten
- ½ TL getr. Basilikum
- ½ TL getr. Oregano
- ¼–½ TL rote Chiliflocken
- ¼ TL Salz (optional)
- ¼ TL schwarzer Pfeffer aus der Mühle

1. Olivenöl in einer großen Bratpfanne bei mittlerer bis hoher Temperatur erhitzen. Knoblauch, Zucchini, Basilikum, Oregano, Chiliflocken, Salz (falls verwendet) und schwarzen Pfeffer hinzugeben und 1–2 Minuten braten, bis das Gemüse bissfest ist.

2. Zoodles gleichmäßig auf 4 Frischhaltedosen verteilen. Abkühlen lassen und Behälter verschließen.

Aufbewahrung: In luftdichten Frischhaltedosen ist das Gericht im Kühlschrank bis zu 1 Woche haltbar. 1–2 Minuten in der Mikrowelle aufwärmen.

TIPPS: Zoodles lassen sich auch ohne Spiralschneider herstellen. Einfach mit einem Gemüseschäler lange, bandnudelähnliche Zucchinistreifen schneiden. Oder verwenden Sie ein normales Messer, dann werden die Nudeln etwas dicker und brauchen2–3 Minuten, bis sie gar sind.

Pro Portion: Kalorien: 44; Fett: 2 g; Eiweiß: 3 g; Kohlenhydrate: 7 g; Ballaststoffe: 2 g; Zucker: 3 g; Natrium: 20 mg

COLESLAW MIT RAUCHNOTE

ERGIBT 6 PORTIONEN

Vorbereitung: 10 Minuten

Ich liebe dieses Gericht, da man es wunderbar zu einer Party oder einem Picknick mitnehmen kann. Die traditionelle Version lässt sich leicht in eine vegane Variante verwandeln. Meines Erachtens ist es auch ein ideales Meal-Prep-Gericht, da es sich als Basis für einen Salat im Glas eignet und gut zu Tacos, Tostadas, Sandwiches oder veganen Hotdogs passt.

450g Kohl, gewaschen, geraspelt
80g vegane Mayonnaise
60ml ungewürzter Reisessig
3EL veganer Joghurt oder Sojamilch
1EL veganer Zucker
½TL Salz
¼TL schwarzer Pfeffer aus der Mühle
¼TL geräuchertes Paprikapulver
¼TL Chipotle-Chilipulver

1. Den geraspelten Kohl in eine große Schüssel geben.
2. Mayonnaise, Essig, Joghurt, Zucker, Salz, Pfeffer, Paprikapulver und Chipotle-Chilipulver in einer Schüssel verrühren. Das Dressing zum Kohl geben und mit einem Löffel oder Pfannenheber so gut unterheben, dass der Kohl vollständig damit überzogen ist.
3. Den Coleslaw gleichmäßig auf 6 Frischhaltedosen für 1 Portion verteilen. Behälter verschließen.

Aufbewahrung: In luftdichten Frischhaltedosen ist das Gericht im Kühlschrank bis zu 1 Woche haltbar.

TIPP: Dulse-Flocken (Rotalgen) sind eine wunderbare Alternative zu Salz; anstelle von ½TL Salz 2TL Dulse-Flocken verwenden.

Pro Portion: Kalorien: 73; Fett: 4 g; Eiweiß: 1 g; Kohlenhydrate: 8 g; Ballaststoffe: 2 g; Zucker: 5 g; Natrium: 283 mg

WURZELGEMÜSE MIT MISO

ERGIBT 4 PORTIONEN

Vorbereitung: 10 Minuten / Garzeit: 40 Minuten

Aromen der asiatischen Küche sind für mich etwas ganz Besonderes. Als ich als Neuveganerin einen makrobiotischen Kochkurs besucht habe, habe ich gelernte, wie man ganz einfach mit ungewürztem Reisessig und Tamari oder Sojasauce einer einfachen Suppe oder einem simplen Bohnen- oder Gemüsegericht mehr Geschmack verleiht.

Antihaft-Kochspray (optional)
220g Karotten (2 große)
220g Rote Bete
220g Pastinaken (2 mittelgroße)
220g Süßkartoffeln
2EL weiße oder rote Misopaste
2EL ungewürzter Reisessig
2EL Tamari oder Sojasauce

1. Den Ofen auf 220 °C Ober-/Unterhitze vorheizen. Ein Backblech mit Kochspray (falls verwendet) einfetten oder mit Backpapier auslegen.

2. Karotten, Rote Bete, Pastinaken und Süßkartoffeln waschen, putzen und in kleine Würfel schneiden. Alles in eine große Schüssel geben.

3. Misopaste, Essig und Tamari in einer kleinen Schüssel verrühren. Die Sauce über das Gemüse gießen und alles gründlich vermischen. Das Gemüse auf dem Backblech verteilen, mit Kochspray (falls verwendet) besprühen und in 30–40 Minuten im Ofen weich backen.

4. Gemüse gleichmäßig auf 4 Frischhaltedosen für 1 Portion verteilen. Abkühlen lassen und Behälter verschließen.

Aufbewahrung: In luftdichten Frischhaltedosen ist das Gericht im Kühlschrank bis zu 1 Woche haltbar. 1–2 Minuten in der Mikrowelle oder 10 Minuten im Ofen bei 180 °C aufwärmen.

TIPP: Gemüse direkt aus dem Ofen schmeckt köstlich. Aufgewärmt jedoch ebenso, wenngleich die Konsistenz eine andere ist. Ich kombiniere Ofengemüse gern mit Knoblauch-Kräuter-Zoodles (S. 101), Spaghettikürbis mit Miso (S. 100) oder Pikanten Pinto-Bohnen (S. 110).

Pro Portion: Kalorien: 185; Fett: 1 g; Eiweiß: 4 g; Kohlenhydrate: 40 g; Ballaststoffe: 7 g; Zucker: 11 g; Natrium: 688 mg

GELBE-BETE-SALAT MIT KARAMELLISIERTER ZWIEBEL

ERGIBT 4 PORTIONEN

Vorbereitung: 10 Minuten / Garzeit: 40 Minuten

Lassen Sie sich vom Rezeptnamen nicht abschrecken. Es geht alles ganz einfach!

- 3 mittelgroße Gelbe Bete
- 200g Zwiebel, geschält, in Ringe geschnitten
- 1 TL natives Olivenöl extra oder Gemüsebrühe
- 1 Prise Natron
- ¼–½ TL Salz
- 2 EL ungewürzter Reisessig, Weißwein- oder Balsamico-Essig

1. Die Gelben Beten von den Blättern befreien und waschen. Einen Dampfkorb in einen großen Kochtopf stellen und den Topf mit Wasser füllen (ca. 5 cm hoch). Gelbe Beten hineingeben und Wasser zum Kochen bringen. Dann die Hitze auf mittlere Stufe reduzieren, Deckel auflegen und Beten 35 Minuten dünsten, bis man mit einem Messer leicht in die Mitte stechen kann.

2. In der Zwischenzeit in einer großen Bratpfanne ohne Fett die Zwiebeln 5 Minuten unter Rühren bei mittlerer Hitze braten. Olivenöl und Natron dazugeben und weitere 5 Minuten unter Rühren braten. Mit Salz abschmecken und Pfanne vom Herd nehmen. Zwiebeln in eine große Schüssel geben und beiseite stellen.

3. Sind die Gelben Beten gar, durch ein Sieb abgießen. Abkühlen lassen. In Küchenpapier wickeln und durch Reiben die Haut entfernen. Knollen in Spalten schneiden und in die Schüssel mit den Zwiebeln geben. Mit Essig beträufeln, vermengen.

4. Rote Bete gleichmäßig auf 4 breite Einweckgläser verteilen. Abkühlen lassen und verschließen.

Aufbewahrung: In luftdichten Frischhaltedosen ist das Gericht im Kühlschrank bis zu 1 Woche oder eingefroren bis zu 3 Monate haltbar. Zum Auftauen eine Nacht in den Kühlschrank stellen. Kalt servieren oder zum Aufwärmen 1–3 Minuten in die Mikrowelle stellen.

TIPP: Kalte Gelbe Bete schmecken gut in einem Salat im Glas: Eine Schicht davon auf 2 EL Tamari-Mandeln (S. 138) geben und den Rest des Glases mit Rucola, Spinat oder roten Blattsalaten füllen.

Pro Portion: Kalorien: 104; Fett: 2 g; Eiweiß: 3 g; Kohlenhydrate: 20 g; Ballaststoffe: 4 g; Zucker: 14 g; Natrium: 303 mg

Meal-Prep-Plan 2

WÜRZIGER GAZPACHO MIT OBST UND GEMÜSE

ERGIBT 8 PORTIONEN

Vorbereitung: 10 Minuten

Als Gazpacho lässt sich rohes Gemüse und in diesem Fall auch Obst wunderbar genießen. Ein perfektes Gericht für warme Sommertage oder als Beilage, und mit ein wenig Tofu-Feta (siehe Tipp) wird daraus schnell eine vollwertige Mahlzeit.

2 große Tomaten, gewaschen

1 Serrano-Chilischote, gewaschen, ohne Kerne

600g Wassermelone, geschält, ohne Kerne, in Würfel geschnitten, aufgeteilt

2TL ungewürzter Reisessig oder Weißweinessig

60ml natives Olivenöl extra oder 2–3EL Gemüsebrühe

1 große Salatgurke, geschält, ohne Kerne, klein geschnitten

1 kleine rote Zwiebel, geschält, fein gewürfelt

1 kleine rote Paprikaschote, gewaschen, ohne Kerne, klein geschnitten

1TL gehackter frischer Dill

Salz

schwarzer Pfeffer aus der Mühle

1. Tomaten zusammen mit der Chilischote und 300g Wassermelone in einem Blender pürieren.

2. Essig und Olivenöl hinzugeben und mithilfe der Puls-Taste mixen. Salatgurke, Zwiebel, Paprika und Dill zufügen und glatt pürieren. Nach Belieben mit Salz und schwarzem Pfeffer abschmecken.

3. Erst die restliche Wassermelone in eine große Schüssel geben und das Gazpacho daraufschütten.

4. Gazpacho auf 8 Frischhaltedosen für 1 Portion verteilen. Behälter verschließen.

Aufbewahrung: In luftdichten Frischhaltedosen ist das Gericht im Kühlschrank bis zu 1 Woche haltbar.

TIPP: Noch nahrhafter wird diese kalte Suppe mit etwas Tofu-Feta. Dazu 175g zerkrümelten, festen Tofu mit 2TL Zitronensaft, 2TL ungewürztem Reisessig, 1TL Nährhefe, 1TL weißer Misopaste, ¼TL getrocknetem Basilikum, ¼TL getrocknetem Oregano und 1–2 Prisen Salz vermengen und 2EL davon in jedes Glas geben.

Pro Portion: Kalorien: 106; Fett: 7g; Eiweiß: 2g; Kohlenhydrate: 12g; Ballaststoffe: 2g; Zucker: 8g; Natrium: 28mg

GEBACKENER ROSENKOHL

ERGIBT 4 PORTIONEN

Vorbereitung: 10 Minuten / Garzeit: 40 Minuten

Dieses Rezept wird Rosenkohlfans gefallen: einfache Kräuter, einfache Zubereitung, einfach lecker. Gebackener Rosenkohl ist eine köstliche Beilage, aber ich verwende ihn als besonderen Kick auch gerne in einer Bowl mit Bohnen, Blattgemüse und Körnern.

450g Rosenkohl
2TL natives Olivenöl extra oder Rapsöl
4TL Knoblauch (etwa 4 Zehen), gehackt
1TL getr. Oregano
½TL getr. Rosmarin
½TL Salz
¼TL schwarzer Pfeffer aus der Mühle
1EL Balsamico-Essig

1. Den Ofen auf 200 °C Ober-/Unterhitze vorheizen. Ein Backblech mit Backpapier auslegen.
2. Rosenkohl putzen, waschen, halbieren und in eine große Schüssel geben. Olivenöl, Knoblauch, Oregano, Rosmarin, Salz und Pfeffer in einer Schüssel verrühren. Die Sauce über den Rosenkohl träufeln und diesen durch Umrühren komplett damit überziehen.
3. Rosenkohl auf das vorbereitete Backblech geben und im Ofen 35–40 Minuten backen, bis er außen gebräunt und innen weich ist, dabei zwischendurch das Blech etwas schütteln, damit der Rosenkohl gleichmäßig braun wird.
4. Rosenkohl aus dem Ofen nehmen und in eine große Schüssel geben. Balsamico-Essig hinzugeben und alles so gut vermischen, dass der Rosenkohl vollständig mit Essig überzogen ist.
5. Rosenkohl gleichmäßig auf 4 Frischhaltedosen für 1 Portion verteilen. Abkühlen lassen und Behälter verschließen.

Aufbewahrung: In luftdichten Frischhaltedosen ist das Gericht im Kühlschrank bis zu 1 Woche oder eingefroren bis zu 6 Monate haltbar. Zum Auftauen eine Nacht in den Kühlschrank stellen. 1–2 Minuten in der Mikrowelle aufwärmen.

TIPP: Mit einem Airfryer ist tiefgefrorener Rosenkohl in 7 Minuten fertig »gebacken«! Einfach bei 195°C aufwärmen.

Pro Portion: Kalorien: 77; Fett: 3 g; Eiweiß: 4 g; Kohlenhydrate: 12 g; Ballaststoffe: 5 g; Zucker: 3 g; Natrium: 320 mg

Meal-Prep-Plan 6

BASISREZEPT GEBACKENE KARTOFFELN

ERGIBT 5 KARTOFFELN

Vorbereitung: 5 Minuten / Garzeit: 1 Stunde

Ich habe dieses Basisrezept in dieses Buch aufgenommen, weil viele Kochfreunde erst einmal die Basics beherrschen wollen, vor allem, wenn es um Meal Prep geht. Da das Einfrieren von Kartoffeln nicht ratsam ist, sollten Sie nur so viele zubereiten, wie Sie für die Meal-Prep-Woche brauchen. Zur Abwechslung können Sie verschiedene Kartoffelarten ausprobieren, ebenso auch Süßkartoffeln oder Yamswurzeln.

- 5 mittelgroße Kartoffeln, gewaschen, trocken getupft
- 1–2EL natives Olivenöl extra oder Aquafaba (siehe Tipp)
- ¼TL Salz
- ¼TL schwarzer Pfeffer aus der Mühle

1. Den Ofen auf 200 °C Ober-/Unterhitze vorheizen.

2. An mehreren Stellen mit einer Gabel oder einem Messer in die Kartoffeln stechen. Die Kartoffeln mit Olivenöl bepinseln und mit Salz und Pfeffer bestreuen. Kartoffeln auf ein Backblech legen und 50–60 Minuten im Ofen backen, bis sie weich sind.

3. Kartoffeln auf einem Ofen- oder Kuchengitter vollständig abkühlen lassen. In 1 große Frischhaltedose geben oder auf 5 Frischhaltedosen für 1 Portion verteilen. Abkühlen lassen und Behälter verschließen.

Aufbewahrung: Im Kühlschrank bis zu 1 Woche haltbar. 2–3 Minuten in der Mikrowelle aufwärmen. Alternative: aus dem Kühlschrank holen und Raumtemperatur annehmen lassen. Dann im Ofen bei 230 °C 10 Minuten backen.

TIPP: Aquafaba ist die sämige Kochflüssigkeit, die sich in Kichererbsendosen befindet. Als ölfreie Alternative eignet sie sich ausgezeichnet zum Braten.

Pro Portion: Kalorien: 171; Fett: 3 g; Eiweiß: 4 g; Kohlenhydrate: 34 g; Ballaststoffe: 5 g; Zucker: 3 g; Natrium: 129 mg

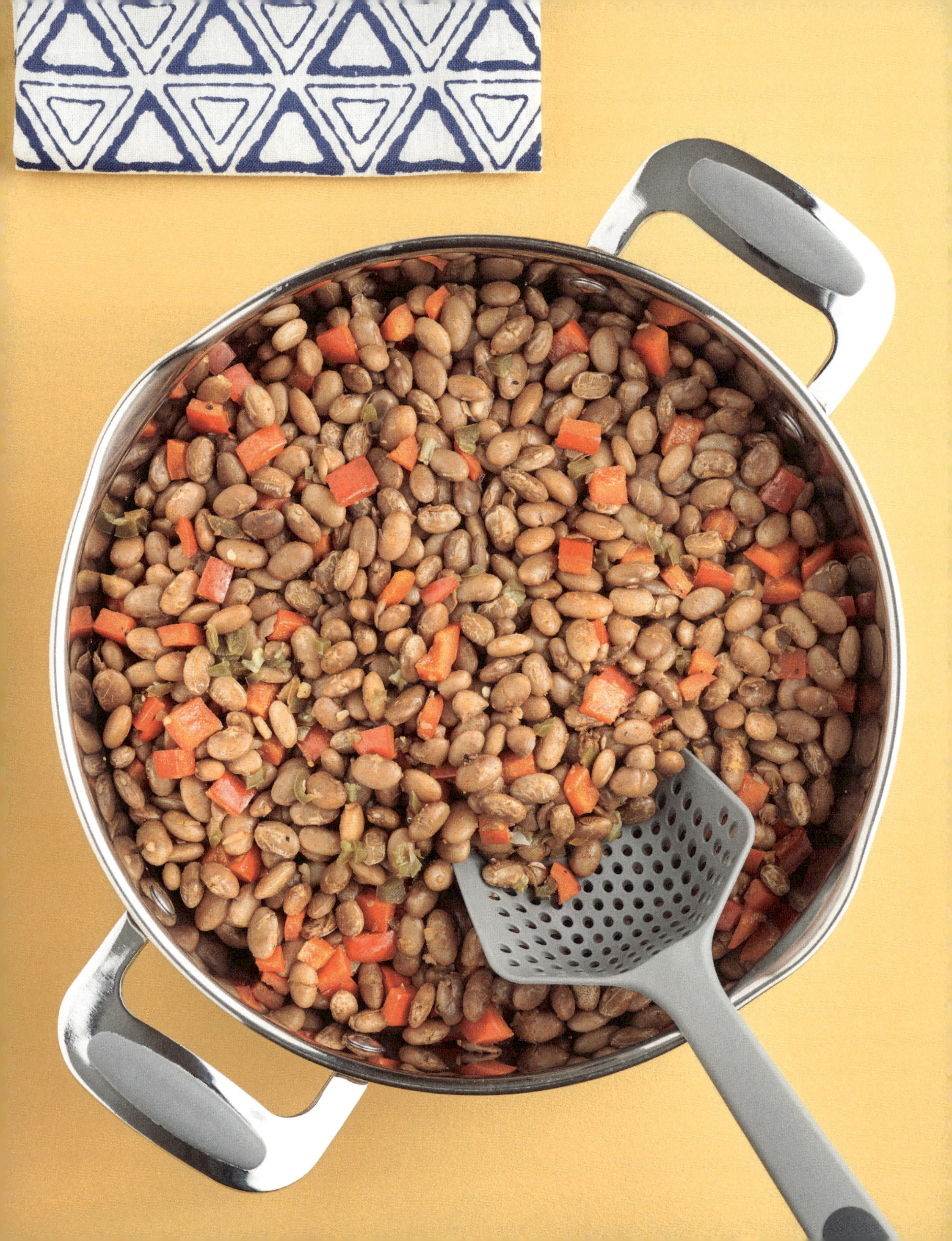

KÖRNER UND BOHNEN

« Pikante Pinto-Bohnen (S. 110)

Meal-Prep-Plan 6

PIKANTE PINTO-BOHNEN

ERGIBT 6 PORTIONEN

Vorbereitung: 5 Minuten / Garzeit: 20 Minuten

Pinto-Bohnen sind enorm vielseitig. Sie schmecken köstlich in Suppe oder Chili, eignen sich bestens für Gebackene Bohnen und sind als Grundzutat von Bohnenmus nicht zu toppen. Mit etwas Unterstützung von frischen Chilischoten mit ihrem feurigen Aroma machen Sie ganz allein eine gute Figur. Aber probieren Sie sie auch mal mit Spanischem Reis (S. 118) und gedünstetem Grünkohl oder Spinat.

- 1 TL natives Olivenöl extra oder 60 ml Gemüsebrühe
- 1 rote Paprikaschote, gewaschen, ohne Kerne, klein geschnitten
- 1 Jalapeño-Chili, gewaschen, ohne Kerne, gehackt
- 840 g Pinto-Bohnen (Dose), abgespült, abgetropft
- 125 ml Gemüsebrühe
- 1 TL gem. Kreuzkümmel
- 1 TL Chilipulver
- ½ TL Salz (optional)
- ¼ TL schwarzer Pfeffer aus der Mühle

1. Olivenöl in einem großen Kochtopf bei mittlerer bis hoher Temperatur erhitzen. Paprika und Jalapeño darin 3–5 Minuten braten. Bohnen, Brühe, Kreuzkümmel, Chilipulver, Salz und schwarzen Pfeffer hinzugeben und das Ganze zum Kochen bringen. Die Hitze auf geringe Stufe reduzieren und Bohnen ohne Deckel 10 Minuten köcheln lassen.

2. Die Bohnen in 1 große Frischhaltedose geben oder auf 6 kleinere Frischhaltedosen verteilen. Abkühlen lassen und Behälter verschließen.

Aufbewahrung: In luftdichten Frischhaltedosen ist das Gericht im Kühlschrank bis zu 5 Tage oder eingefroren bis zu 3 Monate haltbar. Zum Auftauen eine Nacht in den Kühlschrank stellen. 1–3 Minuten in der Mikrowelle aufwärmen.

TIPP: Diese Bohnen lassen sich schnell in Bohnenmus verwandeln. Dazu Bohnen in einem kleinen Stieltopf auf dem Herd aufwärmen, etwas Gemüsebrühe hinzugeben und mit einem Kartoffelstampfer pürieren.

Pro Portion: Kalorien: 183; Fett: 2 g; Eiweiß: 11 g; Kohlenhydrate: 32 g; Ballaststoffe: 11 g; Zucker: 2 g; Natrium: 340 mg

Meal-Prep-Plan 3

ITALIENISCHE LINSEN

ERGIBT 6 PORTIONEN

Vorbereitung: 5 Minuten / Garzeit: 40 Minuten

Getrocknete Linsen enthalten viel Eisen und zählen zu den Hülsenfrüchten, die sich schnell zubereiten lassen. Wer gekochte Linsen im Kühlschrank oder in der Gefriertruhe vorrätig hat, zaubert im Nu eine eiweißreiche Mahlzeit. Ideal sind sie zum Verfeinern von Suppen und Salaten oder püriert als Dip. Im Basisrezept verwenden wir kein Salz, das sollten Sie erst dazugeben, wenn Sie wissen, wie sie die Linsen einsetzen.

1¼ l Wasser

450g trockene Puy- oder Tellerlinsen, abgespült, abgetropft

3TL Knoblauch (etwa 3 Zehen), gehackt

1 Lorbeerblatt

½TL getr. Basilikum

½TL getr. Oregano

½TL getr. Rosmarin

½TL getr. Thymian

1. Wasser, Linsen, Knoblauch, Lorbeerblatt, Basilikum, Oregano, Rosmarin und Thymian in einem großen Kochtopf geben und zum Kochen bringen.
2. Die Hitze auf geringe Stufe reduzieren, Deckel auflegen und Linsen unter gelegentlichem Rühren 25–40 Minuten köcheln lassen, bis sie weich sind.
3. Die restliche Kochflüssigkeit abgießen.
4. Linsengericht in 1 große Frischhaltedose geben oder auf 6 Frischhaltedosen verteilen. Abkühlen lassen und Behälter verschließen.

Aufbewahrung: In luftdichten Frischhaltedosen ist das Gericht im Kühlschrank bis zu 5 Tage oder eingefroren bis zu 3 Monate haltbar. Zum Auftauen eine Nacht in den Kühlschrank stellen. 1–3 Minuten in der Mikrowelle aufwärmen.

ZUTATENTIPP: Aromatischer wird das Gericht, wenn Sie statt Wasser Gemüsebrühe verwenden oder die Hälfte des Wassers durch Gemüsebrühe ersetzen.

SCHNELLE ZUBEREITUNG: Wer einen Dampfkochtopf oder Multicooker besitzt, gibt einfach alle Zutaten hinein und kocht die Linsen 8–10 Minuten bei hohem Druck. Anschließend abkühlen (abdampfen) lassen.

Pro Portion: Kalorien: 257; Fett: 1g; Eiweiß: 19g; Kohlenhydrate: 44g; Ballaststoffe: 22g; Zucker: 2g; Natrium: 5mg

Meal-Prep-Plan 5

LINSEN MIT ROTER PAPRIKA

ERGIBT 4 PORTIONEN

Vorbereitung: 5 Minuten / Garzeit: 20 Minuten

Rot ist das Thema in diesem Hülsenfruchtrezept! Anders als ihre braunen oder grünen Artgenossen werden rote Linsen beim Kochen ein wenig breiig – das schmeckt allerdings gut. Deshalb lassen sie sich auch bestens mit Körnern und Gemüse kombinieren oder mit einem Kartoffelstampfer oder Mixer zu einem Mus oder Dip pürieren.

- 1 TL natives Olivenöl extra oder Rapsöl oder 2 TL Wasser oder Gemüsebrühe
- 2 TL Knoblauch (etwa 2 Zehen), gehackt
- 2 TL frisch geriebener Ingwer
- ½ TL gem. Kreuzkümmel
- ½ TL Fenchelsamen
- 1 große rote Paprikaschote, gewaschen, ohne Kerne, klein geschnitten
- 1 große Tomate, gewaschen, klein geschnitten
- 200 g getr. rote Linsen
- 560 ml Wasser
- 2 EL Zitronensaft (ca. 1 kleine Zitrone)

1. Olivenöl in einem großen Kochtopf bei mittlerer bis hoher Temperatur erhitzen. Knoblauch und Ingwer darin 3 Minuten unter regelmäßigem Rühren braten. Kreuzkümmel, Fenchel, rote Paprika, Tomate, Linsen und Wasser hinzugeben und zum Kochen bringen. Deckel auflegen und die Hitze auf mittlere bis geringe Stufe reduzieren. Die Linsen ca. 15 Minuten köcheln lassen, bis sie weich sind.

2. Vom Herd nehmen und den Zitronensaft unterrühren.

3. Das Linsengericht in 1 große Frischhaltedose geben oder auf 4 kleinere Frischhaltedosen verteilen. Abkühlen lassen und Behälter verschließen.

Aufbewahrung: In luftdichten Frischhaltedosen ist das Gericht im Kühlschrank bis zu 5 Tage oder eingefroren bis zu 3 Monate haltbar. Zum Auftauen eine Nacht in den Kühlschrank stellen. 1–3 Minuten in der Mikrowelle aufwärmen.

TIPP: Verwenden Sie diese Linsen anstatt von Hummus in den Gemüse-Hummus-Schnecken (S. 141).

Pro Portion: Kalorien: 206; Fett: 2 g; Eiweiß: 13 g; Kohlenhydrate: 34 g; Ballaststoffe: 16 g; Zucker: 4 g; Natrium: 9 mg

SCHWARZE BOHNEN MIT BALSAMICOESSIG

ERGIBT 5 PORTIONEN

Vorbereitung: 5 Minuten / Garzeit: 20 Minuten

Essig ist eine Umami-Zutat, die veganen Gerichten eine leicht fleischige Note verleiht. Der Balsamicoessig mit seiner süßlichen Schärfe wertet hier ganz normale schwarze Bohnen erheblich auf. Probieren Sie auch mal andere Essigsorten (Rotweinessig zum Beispiel) und Würzmittel (Dill oder Knoblauch) aus.

- 1 TL natives Olivenöl extra oder Gemüsebrühe
- 75 g Zwiebel, geschält, fein gewürfelt
- 1 TL gem. Kreuzkümmel
- 1 TL gem. Kardamom (optional)
- 420 g schwarze Bohnen (Dose), abgespült, abgetropft
- 60–125 ml Gemüsebrühe
- 2 EL Balsamicoessig

1. Olivenöl in einem großen Kochtopf bei mittlerer bis hoher Temperatur erhitzen. Zwiebel, Kreuzkümmel und Kardamom (falls verwendet) darin 3–5 Minuten braten, bis die Zwiebel glasig ist. Bohnen und die Hälfte der Brühe hinzugeben und zum Kochen bringen. Je nach gewünschter Konsistenz noch etwas mehr Brühe hinzugeben. Deckel auflegen, Hitze reduzieren und Bohnen 10 Minuten köcheln lassen.
2. Balsamicoessig einrühren, Hitze auf mittlere bis hohe Stufe erhöhen und Bohnen weitere 3 Minuten ohne Deckel köcheln lassen.
3. Bohnen in 1 große Frischhaltedose geben oder gleichmäßig auf 5 Frischhaltedosen für 1 Portion verteilen. Abkühlen lassen und Behälter verschließen.

Aufbewahrung: In luftdichten Frischhaltedosen ist das Gericht im Kühlschrank bis zu 5 Tage oder eingefroren bis zu 2 Monate haltbar. Zum Auftauen eine Nacht in den Kühlschrank stellen. 1–3 Minuten in der Mikrowelle aufwärmen.

TIPP: Die schwarzen Bohnen zusammen mit Knoblauch-Kräuter-Zoodles (S. 101) oder auf rohem Baby-Spinat in Frischhaltedosen geben.

Pro Portion: Kalorien: 200; Fett: 2 g; Eiweiß: 13 g; Kohlenhydrate: 34 g; Ballaststoffe: 12 g; Zucker: 1 g; Natrium: 41 mg

WEISSE BOHNEN MIT DILL

ERGIBT 6 PORTIONEN

Vorbereitung: 5 Minuten / Garzeit: 20 Minuten

Weiße Bohnen habe ich immer vorrätig, da sie sich wunderbar zu Dips und Saucen (Weiße-Bohnen-Sauce) verarbeiten lassen. Auch als Hauptspeise sind sie aufgrund ihrer Größe und Konsistenz bestens geeignet.

- 1 TL natives Olivenöl extra oder 60ml Gemüsebrühe
- 1 kleine Zwiebel, geschält, halbiert, in Streifen geschnitten
- 840g weiße Bohnen (Dose), abgespült, abgetropft
- 125ml Gemüsebrühe
- 2TL getr. Dill
- ½TL Salz (optional)
- ¼TL schwarzer Pfeffer aus der Mühle

1. Olivenöl in einer großen Bratpfanne oder in einem Wok bei mittlerer bis hoher Hitze erwärmen. Die Zwiebel hineingeben und in 3–5 Minuten glasig dünsten.

2. Bohnen, Brühe, Dill, Salz (falls verwendet) und Pfeffer hinzugeben und alles zum Kochen bringen. Die Hitze auf geringe Stufe reduzieren und Bohnen ohne Deckel 10 Minuten köcheln lassen.

3. Bohnen in 1 große Frischhaltedose geben oder auf 6 Frischhaltedosen für 1 Portion verteilen. Abkühlen lassen und Behälter verschließen.

Aufbewahrung: In luftdichten Frischhaltedosen ist das Gericht im Kühlschrank bis zu 5 Tage oder eingefroren bis zu 3 Monate haltbar. Zum Auftauen eine Nacht in den Kühlschrank stellen. 1–3 Minuten in der Mikrowelle aufwärmen.

TIPP: Wussten Sie, dass Sie Bohnen aus Glas oder Dose auch in einem Dampfkochtopf oder Multicooker kochen können? Das beschleunigt den Garvorgang zwar kaum, aber Sie müssen sich nicht darum kümmern (und die Aromen verschmelzen ausgezeichnet). Bohnen aus Glas oder Dose 3 Minuten bei niedrigem Druck kochen und abdampfen lassen.

Pro Portion: Kalorien: 155; Fett: 1 g; Eiweiß: 10 g; Kohlenhydrate: 26 g; Ballaststoffe: 9 g; Zucker: 1 g; Natrium: 67 mg

QUINOA-SUSHI

ERGIBT 4 PORTIONEN

Vorbereitung: 2 Minuten / Garzeit: 25 Minuten

Dieses einfache Rezept erhält durch den Essig seine besondere Note. Ich finde es wichtig, Ihnen vegane Basisgerichte zu präsentieren, mit denen Sie dann weiter experimentieren können. Mein Quinoa-Sushi besticht durch eine herzhafte Umami-Note. Mit Ihren Lieblings-Sushi-Zutaten (Avocado, gebratene Süßkartoffeln, Chilischoten, Karottenstiften etc.) sowie zerriebenen Noriblättern kombiniert, ergibt das Ganze einen großartigen veganen Sushi-Salat im Glas.

500ml Wasser
180g Quinoa, abgespült, abgetropft
60ml ungewürzter Reisessig
60ml Mirin oder Weißweinessig

1. Wasser in einem großen Stieltopf zum Kochen bringen.

2. Quinoa hineingeben und umrühren. Deckel auflegen, die Hitze auf geringe Stufe reduzieren und Quinoa 15–20 Minuten köcheln lassen, bis die Flüssigkeit aufgesogen ist. Topf vom Herd nehmen und 5 Minuten stehen lassen. Quinoa mit einer Gabel auflockern. Essig und Mirin gut unterrühren.

3. Quinoa gleichmäßig auf 4 Einweckgläser oder Frischhaltedosen für 1 Portion verteilen. Abkühlen lassen und Behälter verschließen.

Aufbewahrung: In luftdichten Frischhaltedosen ist das Gericht im Kühlschrank bis zu 5 Tage oder eingefroren bis zu 2 Monate haltbar. Zum Auftauen eine Nacht in den Kühlschrank stellen. Entweder kalt in einem Salat verzehren oder 1–3 Minuten in der Mikrowelle aufwärmen.

TIPP: Wenn Sie keinen Mirin oder Weißweinessig kaufen wollen, verwenden Sie 120ml ungewürzten Reisessig und verrühren ihn mit einem Schneebesen mit 1TL Agavensirup, bevor Sie die Quinoa damit würzen.

Pro Portion: Kalorien: 192; Fett: 3g; Eiweiß: 6g; Kohlenhydrate: 34g; Ballaststoffe: 3g; Zucker: 4g; Natrium: 132mg

FÜNF-GEWÜRZE-EMMER

ERGIBT 4 PORTIONEN

Vorbereitung: 3 Minuten / Garzeit: 35 Minuten

Emmer ist ein kerniges Getreide, das Salaten oder Suppen noch mehr Textur verleiht und auch als Fleischersatz funktioniert. Er ist fettarm, reich an Ballaststoffen und Eisen und somit sehr nahrhaft. Für die herzhafte Note sorgt das Fünf-Gewürze-Pulver, das in der asiatischen und orientalischen Küche gern zum Einsatz kommt.

190g Emmer (oder Dinkelkörner), abgespült, abgetropft

1 TL Fünf-Gewürze-Pulver

1. Emmer (oder Dinkel) und Fünf-Gewürze-Pulver in einem mittelgroßen Kochtopf vermengen. So viel Wasser hinzugeben, dass der Emmer vollständig damit bedeckt ist. Wasser zum Kochen bringen, Hitze auf mittlere bis geringe Stufe reduzieren und Emmer 30 Minuten köcheln lassen. Dann restliche Flüssigkeit abgießen.
2. Emmer in 1 große Frischhaltedose geben oder auf 4 Frischhaltedosen für 1 Portion verteilen. Abkühlen lassen und Behälter verschließen.

Aufbewahrung: In luftdichten Frischhaltedosen ist das Gericht im Kühlschrank bis zu 1 Woche oder eingefroren bis zu 3 Monate haltbar. Zum Auftauen eine Nacht in den Kühlschrank stellen. 1–3 Minuten in der Mikrowelle aufwärmen.

ZUTATENTIPP: Fünf-Gewürze-Pulver lässt sich auch selbst herstellen. Dazu gemahlenen Sternanis, gemahlene Nelken, gemahlenen Zimt, frisch gemahlenen schwarzen und weißen Pfeffer und gemahlene Fenchelsamen in einen Streuer geben und vermengen. Anstatt von Salz und Pfeffer verwenden.

SCHNELLKOCHTIPP: Emmer (oder Dinkel) mit Fünf-Gewürze-Pulver und 750ml Wasser in den Dampfkochtopf geben, Deckel auflegen und 10 Minuten bei hohem Druck kochen. Anschließend abkühlen (abdampfen) lassen. Restliche Flüssigkeit abgießen.

Pro Portion: Kalorien: 73; Fett: 0 g; Eiweiß: 3 g; Kohlenhydrate: 15 g; Ballaststoffe: 1 g; Zucker: 0 g; Natrium: 0 mg

GRAUPEN MIT PESTO

ERGIBT 4 PORTIONEN

Vorbereitung: 1 Minute / Garzeit: 50 Minuten

Graupen sind ein kerniges Getreide, das Gerichten mit Bohnen und Körnern noch mehr Textur verleiht. Diese italienische Variante mit Pesto schmeckt köstlich zu den Weißen Bohnen mit Dill (S. 114).

200g Perlgraupen
625ml Gemüsebrühe
110g Grünkohlpesto mit Parmesan-Note (S. 122)

1. Graupen und Brühe in einem mittelgroßen Stieltopf vermengen und zum Kochen bringen. Deckel auflegen, die Hitze auf geringe Stufe reduzieren und Graupen ca. 45 Minuten köcheln, bis sie weich sind. Vom Herd nehmen und 5 Minuten stehen lassen.
2. Die Graupen mit der Gabel auflockern und anschließend das Pesto behutsam unterrühren.
3. Das Gericht gleichmäßig auf 4 Frischhaltedosen verteilen. Abkühlen lassen und Behälter verschließen.

Aufbewahrung: In luftdichten Frischhaltedosen ist das Gericht im Kühlschrank bis zu 5 Tage oder eingefroren bis zu 3 Monate haltbar. Zum Auftauen eine Nacht in den Kühlschrank stellen. 1–3 Minuten in der Mikrowelle aufwärmen.

TIPP: Als Alternative zu Graupen bieten sich Emmer und Weizenkörner an.

Pro Portion: Kalorien: 237; Fett: 6 g; Eiweiß: 9 g; Kohlenhydrate: 40 g; Ballaststoffe: 11 g; Zucker: 2 g; Natrium: 365 mg

Meal-Prep-Plan 6

SPANISCHER REIS

ERGIBT 4 PORTIONEN

Vorbereitung: 10 Minuten / Garzeit: 1 Stunde

Wer seinen braunen Reis ein wenig aufpeppen möchte, findet hier eine Anregung dazu. Fans von scharfem Essen verfeinern das Gericht noch mit einem klein gehackten Jalapeño-Chili! Zu Pikanten Pinto-Bohnen (S. 110) oder Rote-Bohnen-Salat mit Mais (S. 82) servieren.

- 1TL natives Olivenöl extra oder 2TL Gemüsebrühe
- 75g Zwiebel, geschält, fein gewürfelt
- 1TL Knoblauch (etwa 1 Zehe), gehackt
- 190g brauner Rundkornreis
- 560ml Gemüsebrühe
- 2TL Tomatenmark
- 1 kleine Tomate, gewaschen, klein geschnitten
- ½TL gem. Kreuzkümmel
- ½TL Paprikapulver
- ½TL Chilipulver
- ¼TL Salz

1. Olivenöl in einem großen Stieltopf bei mittlerer bis hoher Temperatur erhitzen. Zwiebel und Knoblauch darin 3–5 Minuten dünsten, bis die Zwiebel glasig ist. Reis hinzugeben und unter ständigem Rühren leicht anbraten. Brühe, Tomatenmark, Tomate, Kreuzkümmel, Paprikapulver, Chilipulver und Salz hinzugeben und alles zum Kochen bringen. Deckel auflegen, die Hitze auf geringe Stufe reduzieren und Reis 45 Minuten köcheln lassen.

2. Topf vom Herd nehmen, Deckel aber noch 15 Minuten auf dem Topf lassen. Dann den Reis mit einer Gabel auflockern.

3. Den Reis gleichmäßig auf 4 Frischhaltedosen verteilen. Abkühlen lassen und Behälter verschließen.

Aufbewahrung: In luftdichten Frischhaltedosen ist das Gericht im Kühlschrank bis zu 1 Woche oder eingefroren bis zu 2 Monate haltbar. Zum Auftauen eine Nacht in den Kühlschrank stellen. 1–3 Minuten in der Mikrowelle aufwärmen.

TIPP: Noch schneller geht die Zubereitung in einem Dampfkochtopf! Zwiebel, Knoblauch und Reis hineingeben und gemäß den Anweisungen dünsten. Die restlichen Zutaten hinzugeben (von der Gemüsebrühe nur 375ml!) und bei hohem Druck 22 Minuten kochen. Anschließend abkühlen (abdampfen) lassen.

Pro Portion: Kalorien: 161; Fett: 2g; Eiweiß: 4g; Kohlenhydrate: 31g; Ballaststoffe: 3g; Zucker: 3g; Natrium: 324mg

WILDREIS AUS DEM OFEN

ERGIBT 4 PORTIONEN

Vorbereitung: 5 Minuten / Garzeit: 1 Stunde 10 Minuten

Dieser farbenfrohe Reis schmeckt natürlich immer, aber an Feiertagen ist er der Star des Menüs. Statt Gewürzen und Würzmitteln verwenden wir gebratenes Gemüse (Zwiebel, Karotten und Sellerie).

1 EL vegane Butter oder natives Olivenöl extra oder 2 EL Wasser
150 g Zwiebel, geschält, fein gewürfelt
70 g Karotte, gewaschen, klein geschnitten
50 g Sellerie, gewaschen, klein geschnitten
90 g Pilze, gesäubert, klein geschnitten
290 g Wildreis
1 l Gemüsebrühe
120 g getr. Cranberrys oder Kirschen, gehackt
60 g Pistazien, gehackt

1. Den Ofen auf 190 °C Ober-/Unterhitze vorheizen.
2. Vegane Butter in einem Schmortopf mit Deckel oder in einer großen feuerfesten Bratpfanne bei mittlerer bis hoher Temperatur erhitzen. Zwiebel, Karotte und Sellerie darin 5 Minuten braten. Pilze hinzugeben und weitere 3 Minuten braten.
3. Reis und Brühe hinzugeben und alles gut vermengen. Deckel auflegen oder Pfanne mit Alufolie abdecken und das Gericht im Ofen 30 Minuten schmoren.
4. Topf oder Pfanne aus dem Ofen nehmen, Deckel oder Folie entfernen und die getrockneten Cranberrys unterrühren. Ohne Deckel oder Folie wieder in den Ofen stellen und weitere 20–30 Minuten backen, bis die Flüssigkeit aufgesogen und der Reis weich ist.
5. Reis aus dem Ofen nehmen und die Pistazien unterheben.
6. Reis gleichmäßig auf 4 Frischhaltedosen verteilen. Abkühlen lassen und Behälter verschließen.

Aufbewahrung: In luftdichten Frischhaltedosen ist das Gericht im Kühlschrank bis zu 1 Woche oder eingefroren bis zu 3 Monate haltbar. Zum Auftauen eine Nacht in den Kühlschrank stellen. 1–3 Minuten in der Mikrowelle aufwärmen.

TIPP: Wegen des hohen Nährwerts und Eiweißgehalts zählen Pistazien zu den besonders wertvollen Hülsenfrüchten. Um dieses Gericht zu einer vollwertigen Mahlzeit zu machen, genügt es, von den Pistazien die doppelte Menge zu verwenden.

Pro Portion: Kalorien: 355; Fett: 8 g; Eiweiß: 11 g; Kohlenhydrate: 63 g; Ballaststoffe: 7 g; Zucker: 14 g; Natrium: 496 mg

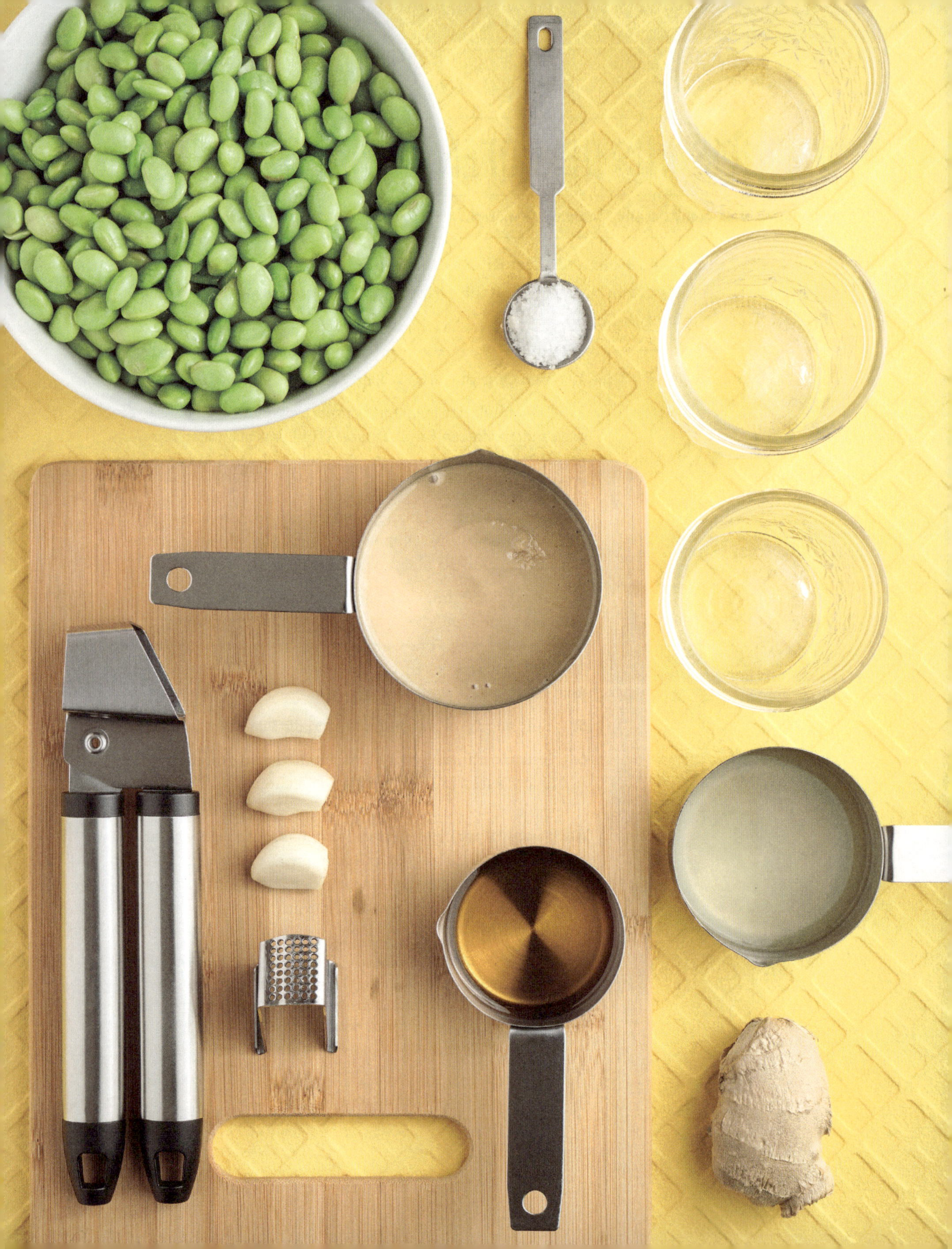

SAUCEN, DRESSINGS UND DIPS

« Edamame-Hummus (S. 126)

GRÜNKOHLPESTO MIT PARMESAN-NOTE

ERGIBT CA. 360 G

Vorbereitung: 10 Minuten

Pesto eignet sich hervorragend als veganer Dip, Brot- oder Toastbelag und mit Öl und Essig vermengt als herzhaftes Salatdressing. Unbedingt als Zutat für die Graupen mit Pesto (S. 117) probieren.

- 130g Grünkohl, gewaschen, in mundgerechte Stücke geschnitten
- 60g Nährhefe
- 65g Walnusskerne, gehackt
- 3TL Knoblauch (etwa 3 Zehen), gehackt
- 2EL Zitronensaft (ca. 1 kleine Zitrone)
- 60ml natives Olivenöl extra
- 1–2 Prisen Salz
- 1–2 Prisen schwarzer Pfeffer aus der Mühle

1. Alle Zutaten in einen Blender oder eine Küchenmaschine geben und nicht zu fein pürieren, sodass das Pesto eine etwas gröbere Konsistenz hat. In 1 breites 0,5-l-Einweckglas füllen und dieses verschließen.

Aufbewahrung: In dem luftdichten Einweckglas ist das Pesto im Kühlschrank bis zu 2 Wochen oder eingefroren bis zu 2 Monate haltbar. Zum Auftauen eine Nacht in den Kühlschrank stellen.

TIPP: Mit diesem Pesto anstelle des Bohnenmuses lassen sich die Taco-Pita-Pizzen (S. 136) in einen Snack nach italienischer Art verwandeln.

Pro Portion: Kalorien: 286; Fett: 22 g; Eiweiß: 13 g; Kohlenhydrate: 16 g; Ballaststoffe: 7 g; Zucker: 0 g; Natrium: 125 mg

Meal-Prep-Plan 4

DIP AUS WEISSEN BOHNEN UND SONNENGETROCKNETEN TOMATEN

ERGIBT CA. 375 G

Vorbereitung: 5 Minuten

Das Besondere an diesem Dip – einem weiteren Gruß aus der mediterranen Küche – sind die sonnengetrockneten Tomaten. Denn sie liefern neben der Umami-Note auch eine ganze Menge Nährstoffe wie Eiweiß, Ballaststoffe, Kalium und diverse B-Vitamine. Der Dip schmeckt toll zu Rohkost, auf Crackern oder einem Sandwich. Und eine kleine Menge reicht aus, um daraus mit Kopfsalat einen eiweißreichen und schmackhaften Salat zu kreieren.

- 420g Cannellini-Bohnen (Dose), abgespült, abgetropft
- 90g sonnengetrocknete Tomaten in Öl
- 1–2TL Knoblauch (etwa 1–2 Zehen), gehackt
- 1 große Prise Salz
- 1–2EL Zitronensaft (ca. ½–1 kleine Zitrone)

1. Bohnen, sonnengetrocknete Tomaten, Knoblauch und Salz in eine Küchenmaschine oder einen leistungsstarken Blender geben und mithilfe der Puls-Taste fein zerkleinern. Bei laufendem Motor langsam so viel Zitronensaft hinzugeben, dass der Dip eine cremige Konsistenz erhält. In 1 breites 0,5-l-Einweckglas geben und dieses verschließen.

Aufbewahrung: Im luftdichten Einweckglas ist der Dip im Kühlschrank bis zu 5 Tage haltbar.

TIPP: Welche Bohnen Sie verwenden, spielt keine Rolle! Versuchen Sie es auch mal mit Kichererbsen oder schwarzen Bohnen.

Pro Portion: Kalorien: 286; Fett: 11 g; Eiweiß: 9 g; Kohlenhydrate: 39 g; Ballaststoffe: 11 g; Zucker: 9 g; Natrium: 462 mg

PIKANTES ERDNUSSMUS

ERGIBT CA. 380 G

Vorbereitung: 15 Minuten

Ob aus Erdnüssen oder anderen Nüssen – Nussmus lässt sich ganz einfach herstellen! In diesem Rezept verwende ich etwas Curry. Probieren Sie unbedingt auch dieses pikante Erdnussmus mit Mangochutney! Wer ein wenig experimentieren will, kann statt des Currypulvers sein Lieblingsgewürz verwenden.

160g rohe, ungesalzene Erdnüsse
¼TL Salz
½TL Currypulver
2TL natives Olivenöl extra plus etwas nach Bedarf

1. Erdnüsse 6 Minuten lang in einer Küchenmaschine mit dem Hackmesser zerkleinern. Die Stückchen an den Seiten dabei immer wieder – im Ruhezustand – nach unten schieben. Dann Salz, Currypulver und Olivenöl hinzugeben und weitere 6 Minuten mixen. Sollte das Mus zu trocken sein, noch etwas Olivenöl hinzugeben.
2. In 1 breites 0,5-l-Einweckglas füllen und dieses verschließen.

Aufbewahrung: Im luftdichten Einweckglas ist das Erdnussmus im Kühlschrank bis zu 1 Monat haltbar.

TIPP: Aus diesem Erdnussmus lässt sich ganz leicht eine Erdnusssauce zaubern! Einfach ein paar Esslöffel Erdnussmus mit einem Schuss Mandeldrink zur gewünschten Konsistenz vermengen.

Pro Portion (2 EL): Kalorien: 110; Fett: 10 g; Eiweiß: 5 g; Kohlenhydrate: 3 g; Ballaststoffe: 2 g; Zucker: 1 g; Natrium: 42 mg

Meal-Prep-Plan 8

DRESSING NACH CAESAR-ART

ERGIBT CA. 360 G

Vorbereitung: 5 Minuten

Ein Klassiker in veganer Variante ganz ohne Ei! Dank der Umami-Zutaten ist der Geschmack, wie er sein soll. Kein Fan von Mayonnaise aus dem Glas? Dann probieren Sie es doch mal mit veganem Joghurt.

- 3EL vegane Mayonnaise
- 2EL vegane Worcestersauce
- 1EL Dijonsenf
- 1TL Rotweinessig
- 4TL Knoblauch (etwa 4 Zehen), gehackt
- 180ml natives Olivenöl extra
- 20g Nährhefe
- ¼TL Salz
- ¼TL schwarzer Pfeffer aus der Mühle

1. Mayonnaise, Worcestersauce, Senf, Essig und Knoblauch in einen Blender oder eine Küchenmaschine geben und so lange mixen, bis die Zutaten gut miteinander vermischt sind. Bei Bedarf Reste an den Innenseiten des Behälters – im Ruhezustand – immer wieder nach unten schieben und dann weitermixen.

2. Bei laufendem Motor langsam so viel Olivenöl hinzugeben, bis das Dressing anfängt, dicker zu werden. So viel Olivenöl hinzugeben, bis die gewünschte Konsistenz erreicht ist. Nährhefe durch mehrmaliges Betätigen der Puls-Taste unterrühren. Mit Salz und Pfeffer abschmecken und erneut die Puls-Taste ein paar Mal betätigen.

3. In 1 breites 0,5-l-Einweckglas füllen und dieses verschließen.

Aufbewahrung: Im luftdichten Einweckglas ist das Dressing im Kühlschrank bis zu 7 Tage haltbar.

TIPP: Wenn Sie zusammen mit der Nährhefe etwas gehackte Walnusskerne unterrühren, erhalten Sie neben dem »Parmesan«-Aroma auch die für den nicht veganen Caesar Salad typische Konsistenz.

Pro Portion (2 EL): Kalorien: 127; Fett: 14 g; Eiweiß: 1 g; Kohlenhydrate: 2 g; Ballaststoffe: 0 g; Zucker: 1 g; Natrium: 131 mg

EDAMAME-HUMMUS

ERGIBT CA. 720 G

Vorbereitung: 10 Minuten

In diesem knallgrünen Hummus, der ganz klassisch auf Hülsenfrüchte, Zitronensaft und Tahin setzt, spielen allerdings Edamame-Bohnen die Hauptrolle. Eine gute Alternative zum traditionellen Kichererbsen-Hummus mit etwas leichterer Konsistenz, die ausgezeichnet zu Spinat-Tortillas oder Wraps mit grünem Blattgemüse passt.

450g TK-Edamame-Bohnen mit Schale, aufgetaut
80g Tahin (Sesampaste)
2EL frisch geriebener Ingwer
3TL Knoblauch (etwa 3 Zehen), gehackt
2EL Zitronensaft (ca. 1 kleine Zitrone)
1TL Salz
1EL Sesamöl (optional)

1. Edamame-Bohnen, Tahin, Ingwer, Knoblauch, Zitronensaft und Salz in eine Küchenmaschine oder einen leistungsstarken Blender geben und glatt pürieren. Bei laufendem Motor langsam das Sesamöl (falls verwendet) hinzugeben, bis die gewünschte Konsistenz erreicht ist.
2. In 1 Frischhaltedose füllen und diese verschließen.

Aufbewahrung: In der luftdichten Frischhaltedose ist der Hummus im Kühlschrank bis zu 5 Tage haltbar.

ZUTATENTIPP: Dieses Rezept gelingt mit jeder Hülsenfrucht. Verwenden Sie 1 Dose (420g) Kichererbsen, Linsen oder schwarze Bohnen, die sie allerdings erst abspülen und abtropfen lassen müssen.

ÖLFREIR TIPP: Wer kein Sesamöl verwenden will, sollte mehr Zitronensaft, 1TL veganen Joghurt oder etwas Wasser hinzugeben, bis das Ganze eine cremige Konsistenz erreicht.

Pro Portion: Kalorien: 178; Fett: 11g; Eiweiß: 10g; Kohlenhydrate: 11g; Ballaststoffe: 4g; Zucker: 2g; Natrium: 412mg

VEGANES THOUSAND-ISLAND-DRESSING

ERGIBT CA. 480 G

Vorbereitung: 10 Minuten

Mein veganes Leben habe ich ohne meinen Mann begonnen. Dennoch haben wir in der Küche Kompromisse gefunden. Er empfand es als persönliche Herausforderung, unsere Lieblingsgerichte in vegane Varianten umzuwandeln, damit wir sie zusammen genießen konnten. So entstand auch dieses Rezept. Das Dressing schmeckt gut auf Sandwiches, in Salaten und eignet sich auch als Dip zu Rohkost und Crackern.

300g vegane Mayonnaise
2EL Mandeldrink, ungesüßt oder Sojamilch plus extra nach Bedarf
60ml Ketchup
2TL vegane Worcestersauce
¼TL Salz plus extra nach Bedarf
4–6EL Sweet Pickle Relish

1. Mayonnaise, Mandeldrink, Ketchup, Worcestersauce und 1 Prise Salz in einen Blender oder eine Küchenmaschine geben und in ca. 30 Sekunden mithilfe der Puls-Taste glatt mixen. Nach Bedarf noch etwas Mandeldrink hinzugeben, um die gewünschte Konsistenz zu erreichen.

2. Dressing in eine Schüssel geben, Relish unterrühren und mit dem restlichen Salz abschmecken.

3. Dressing in 1 breites 0,5-l-Einweckglas füllen und dieses verschließen.

Aufbewahrung: Im luftdichten Einweckglas ist das Dressing im Kühlschrank bis zu 1 Woche haltbar.

TIPP: Wem das Dressing zu schwer ist, der verwendet veganen Joghurt statt der Mayonnaise.

Pro Portion (2 EL): Kalorien: 96; Fett: 8 g; Eiweiß: 0 g; Kohlenhydrate: 4 g; Ballaststoffe: 0 g; Zucker: 2 g; Natrium: 237 mg

WEISSE-BOHNEN-SAUCE

ERGIBT CA. 600 G

Vorbereitung: 5 Minuten / Garzeit: 15 Minuten

Dieses Rezept habe ich als eines der ersten nach meiner Umstellung auf vegane Ernährung entwickelt. Und deshalb ist in jedem meiner bisherigen Bücher eine Variante davon enthalten. Diese Sauce hat eine ausgesprochene Umami-Note und eine erstaunlich cremige Konsistenz. An meinen Ferienkochkursen nimmt eine Person aus meinem Ort (Hallo, Rita!) aus einem einzigen Grund teil: dieser Sauce!

- 60g vegane Butter
- 3TL Knoblauch (etwa 3 Zehen), gehackt
- 75g Zwiebel, geschält, fein gehackt
- getr. Salbei (nach Belieben)
- getr. Rosmarin (nach Belieben)
- schwarzer Pfeffer aus der Mühle (nach Belieben)
- 300ml Gemüsebrühe
- 60ml Tamari oder Sojasauce
- 420g weiße Bohnen, abgegossen, abgespült
- 20g Nährhefe

1. Die vegane Butter in einem kleinen Stieltopf bei mittlerer bis hoher Temperatur erhitzen. Knoblauch und Zwiebel darin ca. 5 Minuten dünsten, bis die Zwiebel glasig ist. Salbei, Rosmarin und Pfeffer hinzugeben und gut vermengen. Brühe und Sojasauce unterrühren und die Mischung zum Kochen bringen.

2. Bohnen einrühren und mit einem Stabmixer alles in 20–30 Sekunden glatt pürieren. Oder die Mischung behutsam in einen Blender füllen, glatt pürieren und wieder in den Stieltopf schütten.

3. Deckel auflegen, die Hitze auf mittlere Stufe reduzieren und Sauce unter gelegentlichem Rühren weitere 5 Minuten kochen. Nährhefe einrühren, Deckel auflegen und Sauce weitere 5 Minuten köcheln lassen; bei Bedarf umrühren.

4. In 1 großes Einweckglas oder 1 Frischhaltedose füllen. Abkühlen lassen und Behälter verschließen.

Aufbewahrung: In dem luftdichten Einweckglas oder der Frischhaltedose ist die Sauce im Kühlschrank bis zu 5 Tage haltbar. 1–2 Minuten in der Mikrowelle oder 8–10 Minuten in einem Stieltopf auf dem Herd erwärmen.

TIPP: Es bietet sich an, diese Sauce dann zuzubereiten, wenn Sie Kartoffel-Grünkohl-Püree mit weißen Bohnen (S. 78) essen möchten. Die Kombination ergibt eine vollwertige Mahlzeit.

Pro Portion: Kalorien: 217; Fett: 10 g; Eiweiß: 9 g; Kohlenhydrate: 25 g; Ballaststoffe: 9 g; Zucker: 2 g; Natrium: 797 mg

EINFACHE MARINARA-SAUCE

ERGIBT CA. 1300 G

Vorbereitung: 5 Minuten / Garzeit: 20 Minuten

Fertige Nudelsaucen vorrätig zu haben, erleichtert es, eine schnelle Mahlzeit zu zaubern. Doch diese selbst gemachte Sauce geht mindestens genauso fix. Sie können auch Linsen zufügen – rote für mehr Cremigkeit, braune für etwas Biss –, und schon haben sie eine zweite und dritte Variante! Probieren Sie sie mal zu Risottokugeln (S. 134) oder mit Knoblauch-Kräuter-Zoodles (S. 101).

- 1 TL natives Olivenöl extra oder Gemüsebrühe
- 4–6 TL Knoblauch (etwa 4–6 Zehen), gehackt
- 150 g Zwiebel, geschält, fein gewürfelt
- 800 g stückige Tomaten (Dose)
- 240 ml Gemüsebrühe
- 1 TL getr. Basilikum
- 1 TL getr. Oregano
- 1 TL getr. Petersilie
- 1 TL getr. Thymian
- ½ TL rote Chiliflocken
- ½ TL Salz
- ½ TL veganer Zucker (optional)
- ¼ TL schwarzer Pfeffer aus der Mühle

1. Olivenöl in einem großen Stieltopf bei mittlerer bis hoher Temperatur erhitzen. Knoblauch und Zwiebel darin ca. 5 Minuten dünsten, bis die Zwiebel glasig ist. Tomaten, Brühe, Basilikum, Oregano, Petersilie, Thymian, Chiliflocken, Salz, Zucker (falls verwendet) und schwarzen Pfeffer hinzugeben. Deckel auflegen, die Hitze auf geringe Stufe reduzieren und Sauce 15–20 Minuten köcheln lassen.

2. Die Sauce in 1 große luftdicht verschließbare Frischhaltedose füllen oder auf 5 Einweckgläser oder Frischhaltedosen für 1 Portion verteilen. Abkühlen lassen und Behälter verschließen.

Aufbewahrung: In luftdichten Frischhaltedosen ist die Sauce im Kühlschrank bis zu 1 Woche oder eingefroren bis zu 3 Monate haltbar. Zum Auftauen eine Nacht in den Kühlschrank stellen. 2–3 Minuten in der Mikrowelle aufwärmen.

TIPP: Geben Sie etwas Sauce vor dem Aufteilen auf 1 Portion Gesunde Käse-Makkaroni (S. 94) – so haben Sie ein einfaches Nudelgericht im Vorrat.

Pro Portion: Kalorien: 90; Fett: 1 g; Eiweiß: 5 g; Kohlenhydrate: 16 g; Ballaststoffe: 6 g; Zucker: 10 g; Natrium: 470 mg

Meal-Prep-Plan 6

CASHEWCREME

ERGIBT 250–380 G

Vorbereitung: 1 Stunde 5 Minuten

Cashewcreme zählt zu den Dingen, die jeder Veganer irgenwann selbst zubereiten wird. Die Creme schmeckt toll in einem warmen Blattgemüse-Bowl, als Salatdressing und mit Blattgemüse in einem Wrap. Probieren Sie sie auch mal zu den Gemüse-Hummus-Schnecken (S. 141). Ich mag es gern herzhaft, aber die süße Variante (siehe Tipp) sollte man nicht verschmähen!

150g Cashewkerne
620ml Wasser, aufgeteilt
2EL Zitronensaft (ca. 1 kleine Zitrone)
½TL Salz
½TL ungewürzter Reisessig oder Apfelessig
2TL Knoblauch (etwa 2 Zehen), gehackt
1TL geräuchertes Paprikapulver (optional)
1EL natives Olivenöl extra

1. Cashewkerne und 500 ml Wasser in eine kleine Schüssel geben und die Kerne darin 1 Stunde einweichen. Dann in ein Sieb abgießen, mit Wasser abspülen und abtropfen lassen.
2. Cashewkerne in einen Blender füllen, Zitronensaft, Salz, Essig, Knoblauch und Paprikapulver hineingeben und auf höchstem Stand zerkleinern. Bei laufendem Motor das Olivenöl langsam dazugeben. Nach Bedarf das restliche Wasser langsam hinzugießen, um die gewünschte cremige Konsistenz zu erreichen.
3. Die Creme in 1 Einweckglas füllen und dieses verschließen.

Aufbewahrung: Im luftdichten Einweckglas ist die Creme im Kühlschrank bis zu 5 Tage oder eingefroren bis zu 3 Monate haltbar. Zum Auftauen eine Nacht in den Kühlschrank stellen. Vor Verwendung in einem Blender ca. 30 Sekunden pürieren.

TIPP: Probieren Sie auch mal die süße Variante! Dafür die eingeweichten, abgegossenen Cashewkerne mit 2–3TL Ahornsirup und 1TL Vanille-, Mandel- oder Pfefferminzextrakt pürieren. Schmeckt ausgezeichnet zu Süßem aus dem Ofen, frischem Obst oder in einer warmen Frühstücks-Bowl.

Pro Portion: Kalorien: 192; Fett: 15 g; Eiweiß: 5 g; Kohlenhydrate: 9 g; Ballaststoffe: 2 g; Zucker: 0 g; Natrium: 252 mg

GRILLSAUCE NACH BUFFALO-ART

ERGIBT CA. 540 G

Vorbereitung: 10 Minuten / Garzeit: 25 Minuten

Diese Sauce ist nicht zu vergleichen mit altbekannten Grillsaucen! Diese ungewöhnliche Variante, in der die rauchige Note durch Schärfe ersetzt wird, macht sich gut zu Seitan und Tofu, eignet sich aber auch als Würzmittel für Ihr Lieblingssandwich.

1 EL pflanzliches Öl oder natives Olivenöl extra
75 g Zwiebel, geschält, fein gewürfelt
1 TL Knoblauch (etwa 1 Zehe), gehackt
240 ml Ketchup
120 ml scharfe Sauce
60 ml Apfelessig
1 EL vegane Worcestersauce
Salz

1. Das Öl in einem mittelgroßen Stieltopf bei mittlerer Hitze erwärmen. Zwiebel und Knoblauch darin 5 Minuten unter Rühren weich dünsten. Hitze auf geringe Stufe reduzieren.

2. Ketchup, scharfe Sauce, Essig und Worcestersauce hinzugeben, mit Salz abschmecken und umrühren. Deckel auflegen und Sauce 20 Minuten köcheln lassen.

3. In 1 Einweckglas oder 1 luftdicht verschließbare Frischhaltedose füllen. Abkühlen lassen und Behälter verschließen.

Aufbewahrung: In der luftdichten Frischhaltedose ist die Sauce im Kühlschrank bis zu 1 Woche haltbar.

TIPP: Die Sauce lässt sich auch im Dampfkochtopf oder einem Multicooker zubereiten. Dazu alle Zutaten hineingeben, Deckel auflegen und 3 Minuten bei niedrigem Druck kochen. Anschließend die Abdampf-Taste betätigen.

Pro Portion (2 EL): Kalorien: 26; Fett: 1 g; Eiweiß: 0 g; Kohlenhydrate: 5 g; Ballaststoffe: 0 g; Zucker: 3 g; Natrium: 290 mg

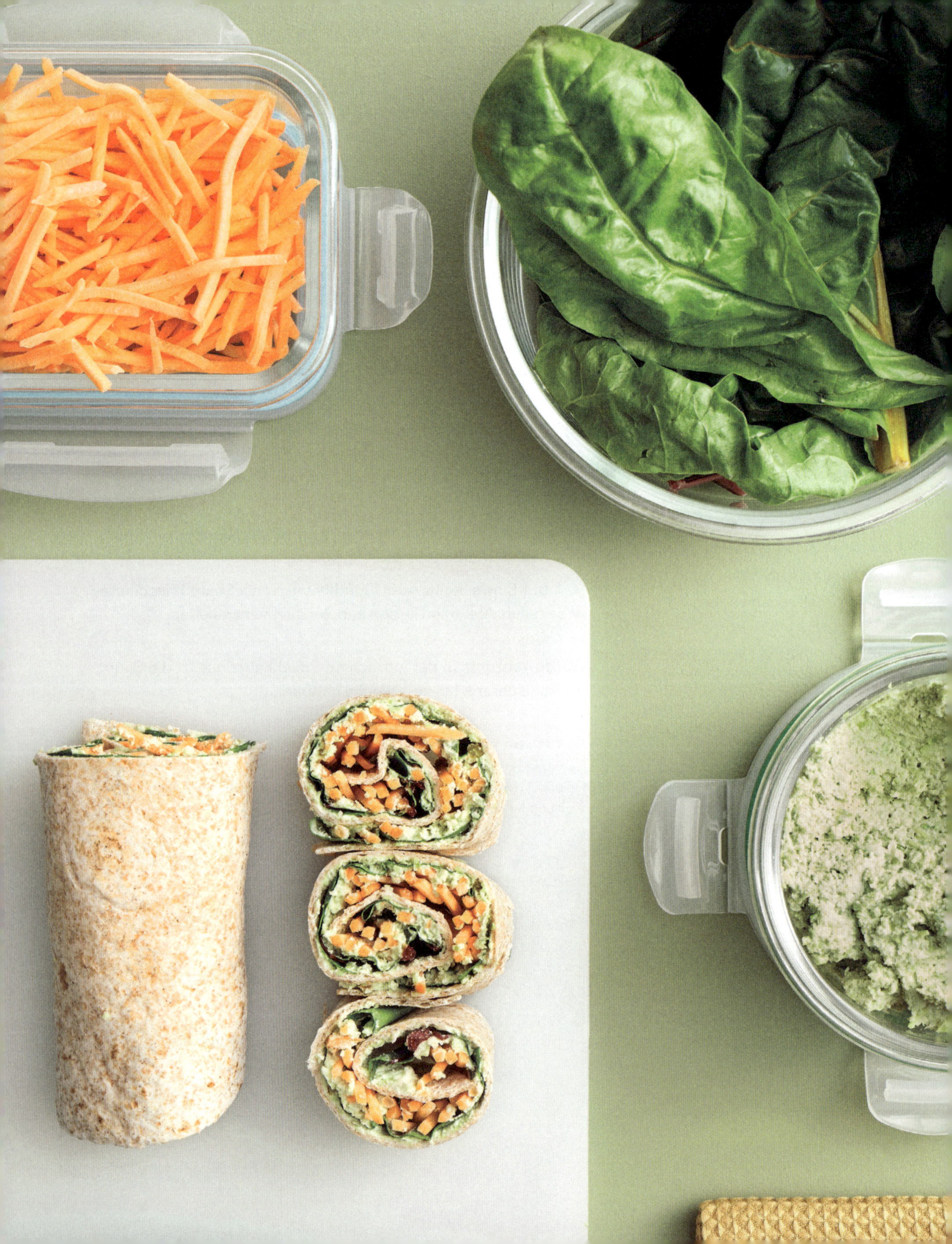

SNACKS UND SÜSSES

« Gemüse-Hummus-Schnecken (S. 141)

RISOTTOKUGELN

ERGIBT 12 KUGELN

Vorbereitung: 15 Minuten / Garzeit: 20 Minuten

Ich liebe es, Reste zu verwerten! Mit diesem Rezept können Sie Reste einer Hauptspeise in einen Snack mit einer völlig anderen Textur verwandeln. Wer einen Airfryer besitzt, geht bei der Zubereitung genauso vor, die Temperatur wird allerdings auf 195 °C eingestellt und der Garvorgang dauert ca. 7 Minuten.

80g Panko (japanisches Paniermehl)
1 TL Paprikapulver
1 TL Chipotle-Chilipulver oder Cayennepfeffer
24 EL kalter Grüne-Erbsen-Risotto (S. 77)
Antihaft-Kochspray

1. Den Ofen auf 220 °C Ober-/Unterhitze vorheizen. Ein Backblech mit Backpapier auslegen.
2. Panko, Paprikapulver und Chilipulver auf einem großen Teller vermengen. Beiseite stellen.
3. Aus 2 EL Risotto 1 große Kugel formen. Die Kugel vorsichtig in der Panade wälzen und auf das vorbereitete Backblech legen. Vorgang wiederholen, bis Sie insgesamt 12 Kugeln haben.
4. Die Kugeln auf der oberen Seite mit Kochspray besprühen und 15–20 Minuten im Ofen backen, bis sie anfangen, braun zu werden.
5. Vollständig abkühlen lassen und dann in einer Schicht in 1 große luftdicht verschließbare Frischhaltedose legen (bei zwei Schichten ein Stück Backpapier dazwischenlegen) oder in einen Gefrierbeutel geben.

Aufbewahrung: Im luftdichten Behälter oder Beutel sind die Kugeln im Kühlschrank bis zu 5 Tage oder eingefroren bis zu 2 Monate haltbar. Zum Auftauen eine Nacht in den Kühlschrank stellen. 1–3 Minuten in der Mikrowelle oder 5–10 Minuten in einem auf 200 °C vorgeheizten Ofen aufwärmen.

TIPP: Statt Kugeln lassen sich aus der Masse auch Pattys für Burger formen! Dazu 16 EL kalten Risotto pro Patty verwenden.

Pro Portion (6 Kugeln): Kalorien: 100; Fett: 2 g; Eiweiß: 6 g; Kohlenhydrate: 17 g; Ballaststoffe: 5 g; Zucker: 2 g; Natrium: 165 mg

Meal-Prep-Plan 3

GRÜNKOHLCHIPS

ERGIBT 2 PORTIONEN

Vorbereitung: 5 Minuten / Garzeit: 25 Minuten plus 15 Minuten Abkühlzeit

Ob typisch vegan oder nicht, Grünkohlchips dürfen in diesem Buch natürlich nicht fehlen. Denn gibt es etwas Sinnvolleres, als ein gesundes Blattgemüse in eine ausgezeichnete Alternative zu fettigen Fertigchips zu verwandeln? Ich verputze sie immer binnen zwei oder drei Tagen. Sie sind ein toller Snack und machen sich zerkrümelt als Croûton-Ersatz gut auf Salaten oder in Suppen.

1 großer Bund Grünkohl, gewaschen
1 EL natives Olivenöl extra
½ TL Chipotle-Chilipulver
½ TL geräuchertes Paprikapulver
¼ TL Salz

1. Den Ofen auf 135 °C Ober-/Unterhitze vorheizen. Ein großes Backblech mit Backpapier auslegen.
2. Die Stiele des Grünkohls entfernen, Blätter in mundgerechte Stücke zupfen und in eine große Schüssel legen. Olivenöl, Chilipulver, Paprikapulver und Salz hinzugeben und den Grünkohl mit Gemüsezangen oder mit den Händen darin wenden, bis alle Stücke ganz mit der Mischung überzogen sind.
3. Grünkohl in einer Schicht auf dem Backblech verteilen und 25 Minuten im Ofen knusprig backen, dabei nach der Hälfte der Garzeit einmal wenden.
4. Chips aus dem Ofen holen, 10–15 Minuten abkühlen lassen und dann in 2 luftdicht verschließbare Frischhaltedosen verteilen.

Aufbewahrung: In luftdichten Frischhaltedosen sind die Chips bei Raumtemperatur 2–3 Tage haltbar.

ZUTATENTIPP: Wer weniger Olivenöl verwenden will, kann ihn durch ungewürzten Reisessig oder Balsamicoessig ersetzen. Die Chips werden zwar weniger knusprig, aber geschmacklich merkt man keinen Unterschied.

TIPP: Am knusprigsten sind die Grünkohlchips natürlich frisch aus dem Ofen. Reste am nächsten Tag einfach 5–10 Minuten im auf 200°C vorgeheizten Ofen backen.

Pro Portion: Kalorien: 144; Fett: 7 g; Eiweiß: 5 g; Kohlenhydrate: 18 g; Ballaststoffe: 3 g; Zucker: 0 g; Natrium: 363 mg

Meal-Prep-Plan 6

TACO-PITA-PIZZEN

ERGIBT 4 PORTIONEN

Vorbereitung: 5 Minuten / Garzeit: 7 Minuten

Minipizzen sind ein super Snack, und seitdem wir Pita- oder Sandwichbrot dafür verwenden, lassen sie sich auch wunderbar aufwärmen! Wir verzichten hier übrigens auf veganen Käse, da das Bohnenmus dem Gericht bereits ausreichend Textur und Eiweiß verleiht.

- 4 Pitabrötchen in Sandwichgröße oder Sandwichbrotscheiben
- 240g vegetarisches Bohnenmus
- 240ml Pizzasauce
- 100g Pilze, gesäubert, klein geschnitten
- 1TL Jalapeño-Chili, gewaschen, gehackt (optional)

1. Den Ofen auf 200 °C Ober-/Unterhitze vorheizen. Ein großes Backblech mit Backpapier auslegen.

2. Jedes Pitabrötchen mit 60 g Bohnenmus bestreichen und darauf 60 ml Pizzasauce geben und gut verteilen. Dann jeweils 25 g Pilze darauf geben und diese mit ¼ TL gehackter Jalapeño (falls verwendet) bestreuen.

3. Die Pizzen auf das vorbereitete Backblech legen und 7 Minuten im Ofen backen.

4. Herausnehmen, vollständig abkühlen lassen und anschließend entweder jeweils in 1 Gefrierbeutel oder zusammen, durch Backpapier voneinander getrennt, in 1 große luftdicht verschließbare Frischhaltedose geben.

Aufbewahrung: Die Pizzen sind eingefroren bis zu 1 Monat haltbar. Zum Auftauen eine Nacht in den Kühlschrank stellen. Zum Aufwärmen die Pizzen aus dem Gefrierbeutel nehmen, auf einen Teller legen und diesen 2–3 Minuten in die Mikrowelle stellen. Oder Pizzen auf ein Ofengitter legen und 5–8 Minuten in einem auf 200 °C vorgeheizten Ofen aufwärmen.

TIPP: Wenn Sie mehr Bohnenmus gekauft haben, als Sie hier brauchen, verwenden Sie den Rest als Dip mit rohem Gemüse für einen Snack.

Pro Portion: Kalorien: 148; Fett: 2 g; Eiweiß: 6 g; Kohlenhydrate: 29 g; Ballaststoffe: 5 g; Zucker: 3 g; Natrium: 492 mg

HERZHAFTE SAMENCRACKER

ERGIBT 20 CRACKER

Vorbereitung: 5 Minuten / Garzeit: 50 Minuten

Ich habe dieses Rezept während einer zehntägigen Rohkostphase entwickelt und mochte die getrockneten Cracker sehr. Gebacken aber sind sie mir noch lieber! Probieren Sie sie mal mit Edamame-Hummus (S. 126) oder pürierten Linsen mit roter Paprika (S. 112).

- 100g Kürbiskerne
- 70g Sonnenblumenkerne
- 70g Sesam
- 50g Chiasamen
- 1 TL Knoblauch (etwa 1 Zehe), gehackt
- 1 TL Tamari oder Sojasauce
- 1 TL vegane Worcestersauce
- ½ TL Cayennepfeffer
- ½ TL getr. Oregano
- 125 ml Wasser

1. Den Ofen auf 165 °C Ober-/Unterhitze vorheizen. Ein Backblech mit Backpapier auslegen.
2. Kürbiskerne, Sonnenblumenkerne, Sesam, Chiasamen, Knoblauch, Tamari, Worcestersauce, Cayennepfeffer, Oregano und Wasser in einer großen Schüssel gut vermengen. Die Masse auf dem vorbereiteten Backblech verteilen.
3. Teig 25 Minuten im Ofen backen. Das Backblech aus dem Ofen nehmen und den Teig wenden, sodass die feuchte Seite oben ist. Weitere 20–25 Minuten im Ofen backen, bis beide Seiten gebräunt sind.
4. Vollständig abkühlen lassen und Teig dann in 20 Stücke brechen. Diese gleichmäßig auf 4 Einweckgläser verteilen. Behälter verschließen.

Aufbewahrung: In luftdichten Einweckgläsern sind die Cracker bei Raumtemperatur bis zu 2 Wochen oder eingefroren bis zu 2 Monate haltbar. Cracker in den Einweckgläsern bei Raumtemperatur auftauen lassen.

TIPP: Leinsamen können eine tolle Ergänzung sein, nur sollten Sie sie fein mahlen. Dann einfach 1–2 Esslöffel davon und noch etwas extra Wasser zur Mischung geben.

Pro Portion (5 Cracker): Kalorien: 339; Fett: 29 g; Eiweiß: 14 g; Kohlenhydrate: 17 g; Ballaststoffe: 8 g; Zucker: 1 g; Natrium: 96 mg

Meal-Prep-Plan 5

TAMARI-MANDELN

ERGIBT 8 PORTIONEN

Vorbereitung: 5 Minuten / Garzeit: 15 Minuten plus 10 Minuten Abkühlzeit

Nüsse und Saaten stecke ich immer gerne für den späten Nachmittag im Büro oder für die Autofahrt zu einem Termin ein. Doch irgendwann kann so ein Snack auch langweilig werden. Mit ein paar wenigen Zutaten lassen sich die Nüsse aber verfeinern, dann sind sie auch etwas für Salate, warme Bohnen-Körner-Bowls oder zerkleinert für das Topping einer veganen Eiscreme.

450g blanchierte Mandeln
3EL Tamari oder Sojasauce
2EL natives Olivenöl extra
1EL Nährhefe
1–2TL Chilipulver

1. Den Ofen auf 200 °C Ober-/Unterhitze vorheizen. Ein Backblech mit Backpapier auslegen.
2. Mandeln, Tamari und Olivenöl in einer mittelgroßen Schüssel vermengen, sodass die Mandeln vollständig mit Tamari und Öl überzogen sind. Mandeln auf dem vorbereiteten Backblech verteilen und 10–15 Minuten im Ofen rösten, bis sie braun sind.
3. Mandeln aus dem Ofen holen, 10 Minuten abkühlen lassen und mit Nährhefe und Chilipulver bestreuen.
4. Die Mandeln in 1 Einweckglas füllen und dieses verschließen.

Aufbewahrung: Bei Raumtemperatur sind die Mandeln bis zu 5 Tage, im Kühlschrank 2 Wochen und eingefroren bis zu 4 Monate haltbar.

TIPP: Da sie sich so gut einfrieren lassen, empfiehlt es sich, die doppelte Menge zuzubereiten und mehrere Einweckgläser damit zu füllen. Zum Aufwärmen einfach 2–3 Minuten in die Mikrowelle stellen oder 5–8 Minuten in einem Airfryer bei 195°C garen, damit sie wieder knusprig werden.

Pro Portion: Kalorien: 364; Fett: 32 g; Eiweiß: 13 g; Kohlenhydrate: 13 g; Ballaststoffe: 7 g; Zucker: 3 g; Natrium: 381 mg

Meal-Prep-Plan 4

GERÖSTETE KICHERERBSEN

ERGIBT 4 PORTIONEN

Vorbereitung: 5 Minuten / Garzeit: 30 Minuten

Geröstete Kichererbsen sind vegan und super eiweißreich. In diesem Rezept verwende ich Gewürze aus unserer Meal-Prep-Vorratskammer. Sie können aber natürlich die 2 TL Gewürze auch durch Ihre Favoriten ersetzen (probieren Sie ruhig mal gemahlenen Ingwer und Zimt oder und Ahornsirup statt Olivenöl).

420g Kichererbsen (Dose)
1 TL natives Olivenöl extra oder 2 TL Aquafaba (siehe Tipp auf S. 107)
1 TL geräuchertes Paprikapulver
1 TL Knoblauchpulver

1. Den Ofen auf 220 °C Ober-/Unterhitze vorheizen. Ein Backblech mit Backpapier auslegen.
2. Kichererbsen in einem Sieb abtropfen lassen (dabei die Flüssigkeit auffangen, wenn Sie Aquafaba als Öl-Alternative verwenden wollen). Kichererbsen nicht abspülen, mit Küchenpapier trocken tupfen und anschließend in eine mittelgroße Schüssel geben. Olivenöl, Paprikapulver und Knoblauchpulver hinzugeben und alles mit einem Holzlöffel oder beiden Händen gut vermengen, sodass die Kichererbsen vollständig mit der Ölmischung überzogen sind.
3. Kichererbsen auf dem vorbereiteten Backblech verteilen und 30 Minuten im Ofen rösten, dabei nach 15 Minuten das Backblech drehen.
4. Den Ofen ausschalten, die Ofentür ca. 10 cm öffnen und die Kichererbsen im Ofen abkühlen lassen. Dann in 1 0,5-l-Einweckglas füllen oder gleichmäßig auf 4 (125 ml) Marmeladengläser verteilen. Vollständig abkühlen lassen und Behälter verschließen.

Aufbewahrung: Bei Raumtemperatur bis zu 3 Tage haltbar.

TIPP: Ofenfrisch sind die Kichererbsen schön knusprig, nach ein oder zwei Tagen weniger. Dann kann man sie gut als Salatzutat oder Topping für eine Bowl mit Körnern und Gemüse verwenden. Und wer sie wieder knusprig haben möchte, stellt sie einfach in einer feuerfesten Schüssel 10 Minuten in den auf 220°C vorgeheizten Ofen.

Pro Portion: Kalorien: 157; Fett: 3 g; Eiweiß: 6 g; Kohlenhydrate: 28 g; Ballaststoffe: 6 g; Zucker: 0 g; Natrium: 359 mg

GEBACKENE KARTOFFELCHIPS

ERGIBT 4 PORTIONEN

Vorbereitung: 10 Minuten plus 20 Minuten Einweichzeit / Garzeit: 30 Minuten

Diese im Ofen gebackenen Kartoffelchips sind ein toller, fettarmer Snack!

1 große Kartoffel
1 TL Paprikapulver
½ TL Knoblauchsalz
¼ TL veganer Zucker
¼ TL Zwiebelpulver
¼ TL Chipotle-Chilipulver oder ein anderes Chilipulver
eine Prise Salz
gem. Senfsamen (nach Belieben)
eine Prise Cayennepfeffer
1 TL Rapsöl
Flüssigrauch (nach Belieben)

1. Die Kartoffel waschen und schälen. Dann in hauchdünne Scheiben schneiden (am besten funktioniert das mit einem Gemüsehobel oder einer Küchenmaschine mit Gemüsehobel-Aufsatz).
2. Die Scheiben in eine große Schüssel legen und so viel kaltes Wasser hineingießen, dass die Kartoffelscheiben damit bedeckt sind. 20 Minuten einweichen lassen.
3. Den Ofen währenddessen auf 200 °C Ober-/Unterhitze vorheizen. Ein Backblech mit Backpapier auslegen.
4. Paprikapulver, Knoblauchsalz, Zucker, Zwiebelpulver, Chipotle-Chilipulver, Salz, Senfsamen und Cayennepfeffer in einer kleinen Schüssel vermengen.
5. Kartoffelscheiben durch ein Sieb abgießen, abspülen und mit Küchenpapier trocken tupfen. Die Scheiben in eine große Schüssel legen. Rapsöl, Flüssigrauch und Würzmischung hinzugeben und alles gut vermengen, sodass die Scheiben vollständig mit den Würzmitteln überzogen sind. Danach die Kartoffelscheiben auf dem vorbereiteten Backblech verteilen und 15 Minuten im Ofen backen. Die Scheiben einmal wenden und in weiteren 15 Minuten braun backen.
6. Die Chips auf 4 Frischhaltedosen oder große Einweckgläser verteilen. Abkühlen lassen und Behälter verschließen.

Aufbewahrung: Bei Raumtemperatur bis zu 3 Tage haltbar.

TIPP: Die Chips büßen sukzessive an Knusprigkeit ein. Das ist normal. Am zweiten Tag können Sie sie gut als Croûtons in einem Salat verwenden und am dritten Tag zerkrümelt auf das Bohnen-Chili (S. 86) streuen.

Pro Portion: Kalorien: 89; Fett: 1 g; Eiweiß: 2 g; Kohlenhydrate: 18 g; Ballaststoffe: 2 g; Zucker: 1 g; Natrium: 65 mg

Meal-Prep-Plan 1

GEMÜSE-HUMMUS-SCHNECKEN

ERGIBT 3 PORTIONEN

Vorbereitung: 10 Minuten

Diese hübschen kleinen Schnecken sind ein tolles Fingerfood mit Bohnen und Gemüse. Die Menge, die wir zubereiten, reicht nur für drei Meal-Prep-Snacks. Denn die gefüllten Tortillas sollte man binnen 3 Tagen verzehren, damit sie noch frisch und gut schmecken.

- 3 Vollkorn-, Spinat-, Weizenmehl- oder glutenfreie Tortillas
- 3 große Mangoldblätter, gewaschen
- 180g Edamame-Hummus (S. 126) oder fertiger Hummus
- 90g Karotten, gewaschen, geraspelt

1. 1 Tortilla flach auf ein Schneidebrett legen. 1 Mangoldblatt daraufsetzen und dann erst 60 g Hummus und anschließend 30 g Karotten darauf verteilen.

2. Die Tortilla aufrollen und jede Rolle in 6 Stücke schneiden. Diese in eine Frischhaltedose für 1 Portion legen. Diesen Vorgang mit den restlichen Tortillas wiederholen. Dosen verschließen.

Aufbewahrung: In luftdichten Frischhaltedosen sind die Schnecken im Kühlschrank bis zu 3 Tage haltbar.

TIPP: Bewahren Sie diese Schnecken am besten in einer etwas zu großen Frischhaltedose auf. Dann bleibt Platz für etwas frisch geschnittene Rohkost und/oder Obst. So verwandeln Sie diesen Snack schnell in eine gesunde, ausgewogene Fingerfood-Mahlzeit für mittags oder abends.

Pro Portion: Kalorien: 254; Fett: 8 g; Eiweiß: 10 g; Kohlenhydrate: 39 g; Ballaststoffe: 8 g; Zucker: 4 g; Natrium: 488 mg

Meal-Prep-Plan 1

GEBACKENES GRANOLA

ERGIBT 6 PORTIONEN

Vorbereitung: 10 Minuten / Garzeit: 30 Minuten

Die Zubereitung von Granola ist ganz einfach, und die Zutaten stammen überwiegend aus der Vorratskammer: Haferflocken, getrocknetes Obst, Nüsse und Saaten. Die Menge können Sie gern verdoppeln und das Granola als Snack, für Ihr Frühstück oder als Topping auf Eiscreme verwenden.

270g Haferflocken, Großblatt
150–200g ungezuckertes Trockenobst (Kirschen, Aprikosen, Rosinen), klein geschnitten
60g Nüsse (Walnusskerne, Pekannüsse, Cashewkerne), gehackt
60g Kürbiskerne
2EL Sesam
60ml Ahornsirup oder Agavensirup
2EL Kokosöl oder natives Olivenöl extra
½TL Salz (optional)

1. Den Ofen auf 150 °C Ober-/Unterhitze vorheizen. Ein Backblech mit Backpapier auslegen.
2. Haferflocken, Obst, Nüsse, Kürbiskerne, Sesam, Ahornsirup, Kokosöl und Salz (falls verwendet) in eine große Schüssel geben und gründlich vermengen.
3. Das Granola auf das vorbereitete Backblech geben und mit einem Pfannenheber oder mit den Händen gleichmäßig verteilen. Dann 25–30 Minuten im Ofen backen, bis das Ganze goldbraun geröstet ist, dabei nach der Hälfte der Zeit einmal umrühren.
4. Granola in 1 großes Einweckglas füllen oder auf 6 Frischhaltedosen für 1 Portion verteilen. Glas oder Dosen verschließen.

Aufbewahrung: Einweckglas oder Frischhaltedosen an einem kühlen, trockenen Ort aufbewahren oder einfrieren, dann ist das Granola bis zu 2 Wochen haltbar.

TIPP: Mischen Sie das Granola mal in die Smoothie-Frühstücks-Bowl (S. 68).

Pro Portion: Kalorien: 367; Fett: 13 g; Eiweiß: 8 g; Kohlenhydrate: 58 g; Ballaststoffe: 6 g; Zucker: 23 g; Natrium: 8 mg

BANANENBROTRIEGEL MIT NUSS

ERGIBT 9 RIEGEL

Vorbereitung: 5 Minuten / Garzeit: 30 Minuten

In diesem Bananenbrot spielen Haferflocken die Hauptrolle – anstatt von Mehl: eine vollwertige Variante eines altbekannten und beliebten Rezepts.

Antihaft-Kochspray (optional)
2 große reife Bananen, geschält
1 EL Ahornsirup
½ TL Vanilleextrakt
180 g Haferflocken, Großblatt
½ TL Salz
30 g Walnusskerne, gehackt

1. Den Ofen auf 180 °C Ober-/Unterhitze vorheizen. Eine Back- oder Auflaufform (22 x 22 cm) mit Kochspray (falls verwendet) einfetten oder mit Backpapier auslegen.

2. Bananen in eine mittelgroße Schüssel geben und mit einer Gabel zerdrücken. Ahornsirup und Vanilleextrakt hinzufügen und alles gut vermengen. Haferflocken, Salz und Walnusskerne unterrühren.

3. Den Teig in die Backform füllen und 25–30 Minuten im Ofen backen, bis die Oberseite knusprig ist.

4. Teig aus dem Ofen nehmen, vollständig abkühlen lassen und dann in 9 Riegel schneiden. Diese in 1 luftdicht verschließbare Frischhaltedose oder 1 großen Gefrierbeutel geben.

Aufbewahrung: Bei Raumtemperatur sind die Riegel bis zu 5 Tage haltbar, eingefroren in 1 großen Gefrierbeutel bis zu 4 Monate.

TIPP: Die Riegel schmecken ausgezeichnet als Snack oder Frühstück.

Pro Portion (1 Riegel): Kalorien: 73; Fett: 1 g; Eiweiß: 2 g; Kohlenhydrate: 15 g; Ballaststoffe: 2 g; Zucker: 5 g; Natrium: 129 mg

Meal-Prep-Plan 2

CASHEW-SCHOKO-TRÜFFEL

ERGIBT 12 TRÜFFEL

Vorbereitung: 15 Minuten plus 1 Stunde Ruhezeit

Diese Trüffel sind so nahrhaft, dass sie auch ein gutes Frühstück abgeben (ich zerkleinere sie gerne für mein Porridge). Und als Mittags- oder Abendsnack sind sie ebenfalls ideal.

- 150g Cashewkerne, 1 Nacht in Wasser eingeweicht
- 170g Datteln (ohne Stein)
- 2EL Kokosöl
- 80g Kokosraspel, ungesüßt, aufgeteilt
- 1–2EL Kakaopulver

1. Cashewkerne in einem Sieb abtropfen lassen und mit Datteln, Kokosöl, 40 g Kokosraspeln und dem Kakao in eine Küchenmaschine geben und mixen. So lange die Puls-Taste betätigen, bis die Masse wie ein grober Teig aussieht.

2. Die restlichen Kokosraspel auf einem Teller verteilen.

3. Mit einem Esslöffel etwas Teig abstechen und daraus 1 Kugel formen und diese in den Kokosraspeln wälzen. Dann auf ein mit Backpapier ausgelegtes Backblech setzen. Vorgang wiederholen und 12 Trüffel herstellen. Die Trüffel im Kühlschrank 1 Stunde ruhen lassen.

4. Die Trüffel in 1 Frischhaltedose oder 1 Gefrierbeutel füllen und Behälter verschließen.

Aufbewahrung: In einer luftdichten Frischhaltedose sind die Kugeln im Kühlschrank 7–10 Tage oder eingefroren bis zu 3 Monate haltbar. Zum Auftauen die Kugeln eine Nacht in den Kühlschrank stellen oder bei Raumtemperatur auftauen lassen.

TIPP: Diese Trüffel eignen sich hervorragend als »Brennstoff« vor dem Training. Sie finden auch immer Platz in einem kleine Wanderrucksack oder im Fahrradtrikot.

Pro Portion (1 Trüffel): Kalorien 238; Fett: 18 g; Eiweiß: 3 g; Kohlenhydrate: 16 g; Ballaststoffe: 4 g; Zucker: 9 g; Natrium: 9 mg

Meal-Prep-Plan 2

OBSTSALAT MIT MINZE

ERGIBT 4 PORTIONEN

Vorbereitung: 10 Minuten

Dieser Obstsalat beeindruckt Ihre Gäste, obwohl die Zubereitung ganz einfach ist. Wenn Sie in Ihrem Supermarkt schon fertig vorbereitete Ananasstücke finden, geht das Ganze noch schneller.

- 4EL Zitronensaft (ca. 1 Zitrone)
- 4TL Ahornsirup oder Agavensirup
- 320g Ananas, geschält, klein geschnitten
- 300g Erdbeeren, gewaschen, halbiert
- 240g Himbeeren, gewaschen
- 300g Heidelbeeren, gewaschen
- 8 frische Minzeblätter, gewaschen

Befüllen Sie erst 1 Einweckglas mit 1 EL Zitronensaft, 1 TL Ahornsirup, 80 g Ananas, 75 g Erdbeeren, 60 g Himbeeren, 75 g Heidelbeeren und 2 Minzeblättern. Wiederholen Sie den Vorgang mit 3 weiteren Einweckgläsern. Behälter verschließen.

Aufbewahrung: In luftdichten Einweckgläsern ist der Obstsalat im Kühlschrank bis zu 3 Tage haltbar.

TIPP: Dieser Snack lässt sich leicht in eine vollwertige Mahlzeit verwandeln. Dazu einfach erst 120g veganen Joghurt in 1 Glas geben, dann die restlichen Zutaten wie beschrieben einschichten und zum Schluss 30g Gebackenes Granola (S. 142) oder Mandelblättchen darüber streuen.

Pro Portion: Kalorien: 138; Fett: 1 g; Eiweiß: 2 g; Kohlenhydrate: 34 g; Ballaststoffe: 8 g; Zucker: 22 g; Natrium: 6 mg

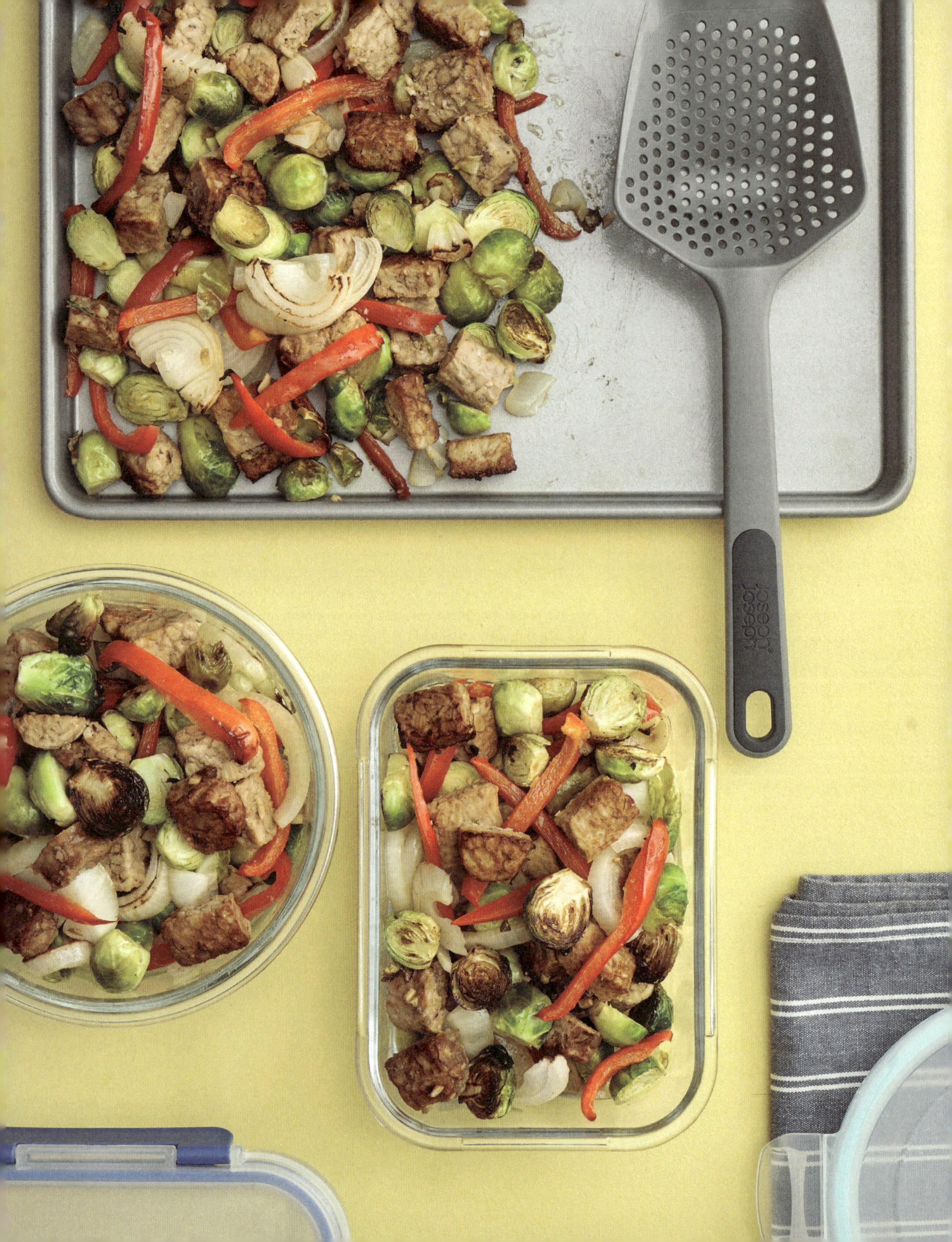

Rezeptregister

REZEPTNAME	GLUTENFREI	NUSSFREI	ÖLFREI
Bananenbrotriegel mit Nuss, 143	X	X	
Basisrezept gebackene Kartoffeln, 107	X	X	X
Cajun-Süßkartoffeln, 99	X	X	
Cashewcreme, 130	X		
Cashew-Schoko-Trüffel, 144	X		
Chili nach Asia-Art, 92	X	X	X
Coleslaw mit Rauchnote, 102	X	X	
Cowboy-Salat mit Kaviar, 88	X	X	X
Cremige Pilz-Polenta, 84	X	X	
Dip aus weißen Bohnen und sonnengetrockneten Tomaten, 123	X	X	
Dressing nach Caesar-Art, 125	X	X	
Edamame-Hummus, 126	X	X	X
Einfache Marinara-Sauce, 129	X	X	X
Einfaches Kitchari, 90–91	X	X	X
Fünf-Gewürze-Emmer, 116	X	X	
Gebackenes Granola, 142	X		
Gebackene Kartoffelchips, 140	X	X	
Gebackener Rosenkohl, 106	X	X	
Gelbe-Bete-Salat mit karamellisierter Zwiebel, 104	X	X	X
Gedünsteter Blumenkohl, 98	X	X	X

REZEPTNAME	GLUTENFREI	NUSSFREI	ÖLFREI
Gemüse-Hummus-Schnecken, 141	X	X	X
Geröstete Kichererbsen, 139	X	X	X
Gesunde Käse-Makkaroni, 94	X	X	X
Graupen-Frühstücks-Bowl, 65	X	X	
Graupen mit Pesto, 117			
Grillsauce nach Buffalo-Art, 131	X	X	
Großer grüner Smoothie, 67	X	X	X
Grüne-Erbsen-Risotto, 77	X	X	
Grünkohlchips, 135	X	X	X
Grünkohlpesto mit Parmesan-Note, 122	X		
Gurkensalat mit Zwiebel und Quinoa, 93	X	X	
Herzhafte Pfannkuchen, 72–73	X		
Herzhafte Samen-Cracker, 137	X	X	X
Herzhaftes Porridge, 63	X		
Italienische Linsen, 111	X	X	X
Kartoffel-Grünkohl-Püree mit weißen Bohnen, 78–79	X	X	X
Kichererbsen-Artischocken-Curry, 95	X	X	X
Knoblauch-Kräuter-Zoodles, 93	X	X	
Kräftiges Bohnen-Chili, 78	X	X	X
Kürbis-Hafergrütze-Porridge, 62	X	X	X
Linsen mit roter Paprika, 112	X	X	X
Mediterrane Bohnen mit Rucola, 83	X	X	X

REZEPTNAME	GLUTENFREI	NUSSFREI	ÖLFREI
Obstsalat mit Minze, 145	X	X	X
Overnight Oats mit Zimt und Gewürzen, 64	X	X	
Pikante Pinto-Bohnen, 110	X	X	X
Pikantes Erdnussmus, 124	X		
Quinoa-Grünkohl-Bowl, 89	X	X	X
Quinoa-Pilaw, 87	X	X	
Quinoa-Sushi, 115	X	X	X
Risottokugeln, 134	X		
Rote-Bohnen-Salat mit Mais, 82	X		
Schwarze Bohnen mit Balsamico-Essig, 113	X	X	X
Smoothie-Frühstücks-Bowl, 68	X		
Spaghettikürbis mit Miso, 100	X	X	X
Spanischer Reis, 118	X	X	X
Süßer Tamari-Tempeh mit gebratenem Gemüse, 76	X	X	X
Süßkartoffel-Haschee mit schwarzen Bohnen, 66	X	X	X
Taco-Pita-Pizzen, 136	X		
Tamari-Mandeln, 138	X		
Tempeh-Salat-Tomaten- Wrap, 85	X	X	
Thunfischsalat ohne Thunfisch, 81	X	X	
Tofu-Spinat-Scramble, 70–71	X	X	X
Tortilla-Frühstücks-Auflauf, 69	X	X	

REZEPTNAME	GLUTENFREI	NUSSFREI	ÖLFREI
Veganes Thousand-Island-Dressing, 127	X	X	X
Warmer Gemüsesalat, 80	X	X	
Weiße Bohnen mit Dill, 114	X	X	X
Weiße-Bohnen-Sauce, 128	X	X	
Wildreis aus dem Ofen, 119	X	X	
Wurzelgemüse mit Miso, 103	X	X	X
Würziger Gazpacho mit Obst und Gemüse, 105	X	X	X

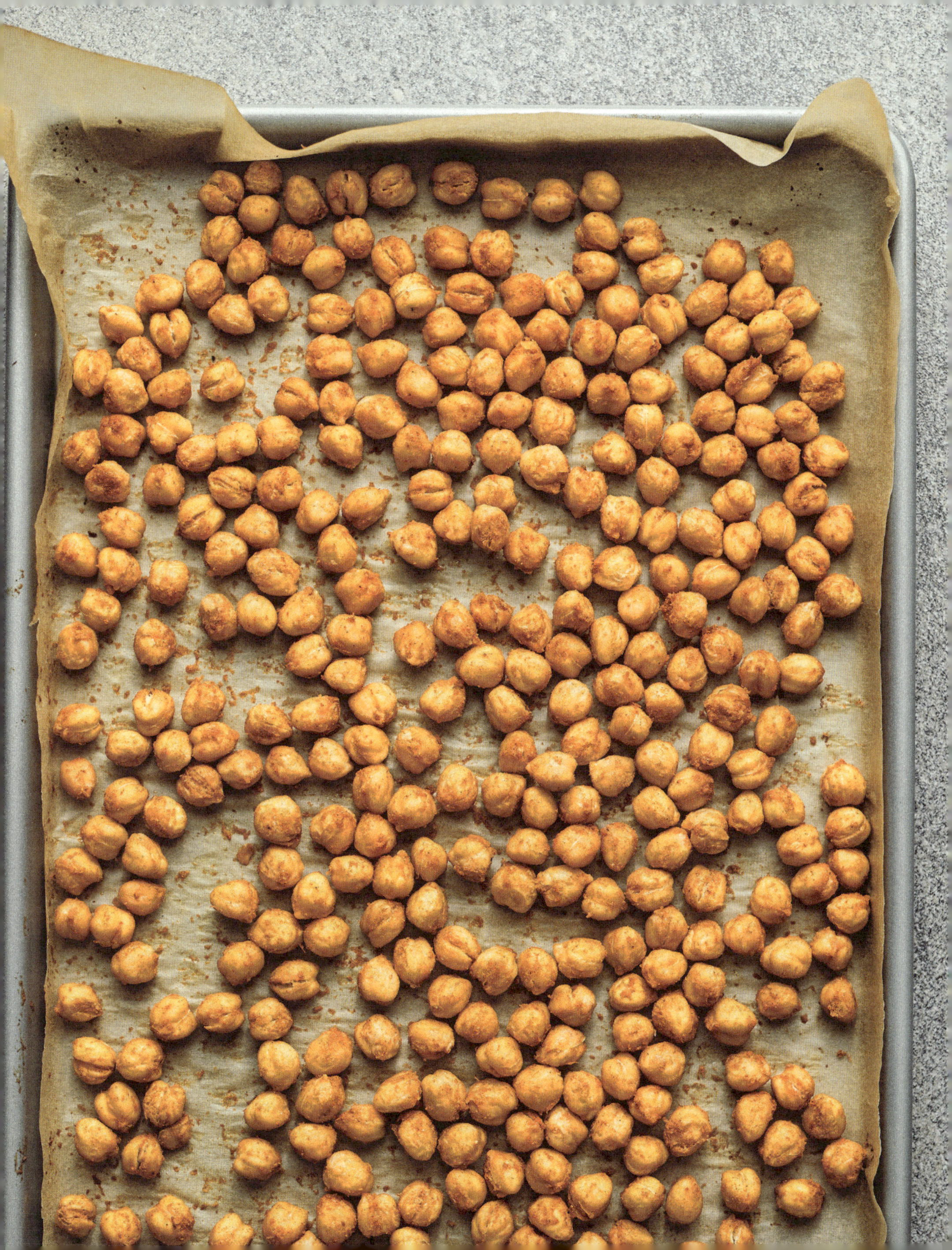

Zutatenregister

E

F

G

H

J

K

L

M

T

U

V

W

Z

Danksagung

Mein tief empfundener Dank gilt Elizabeth Castoria, die mir ein Buchprojekt anvertraut hat, das ganz meinem Ziel entspricht, anderen Menschen zu zeigen, wie einfach und köstlich vegane Ernährung sein kann. Großes Lob auch an das ganze Team von Callisto Media: meiner Lektorin Stacy Wagner-Kinnear, die dafür gesorgt hat, dass auch das Schreiben Spaß gemacht hat (und das meine ich wirklich), sowie Nell McPherson und Erum Khan, die größte Sorgfalt haben walten lassen.

Sehr dankbar bin ich auch Epicentral Coworking in Colorado Springs. Das ist nicht nur ein Ort, an dem ich zufällig mein Büro habe. Vielmehr ist es eine Gemeinschaft von Unternehmern und Autoren, die mich tagtäglich unterstützt (und meine Rezepte testet!). Auch ist dort der Sitz meiner Colorado Springs Vegan Cooking Academy, einer Zusammenarbeit mit Lisa Tessarowicz, Frank Frey und Kayla Battles.

Ginny Messina und Victoria Moran – ich danke euch dafür, dass ihr an mich geglaubt, mir bei der Erstellung geholfen und mich in meiner Motivation, warum ich dies alles mache – zum Wohle der Tiere –, bestärkt habt. Mom und Dad, alles, was ich erreicht habe, ist auch euer Verdienst, denn ihr habt immer gesagt, dass ich es kann.

Und last, but not least, möchte ich ganz besonders meinem Mann Dave danken. Dank seiner unerschütterlichen Unterstützung konnte ich mich selbst neu erfinden sowie meine Überzeugungen, Ziele und passende Lebensform definieren. Und mit ihm zusammen genieße ich auch das Privileg, die »Elternschaft« für unsere beiden pelzigen Begleiter Oliver und Harry innehaben zu dürfen.

Über die Autorin

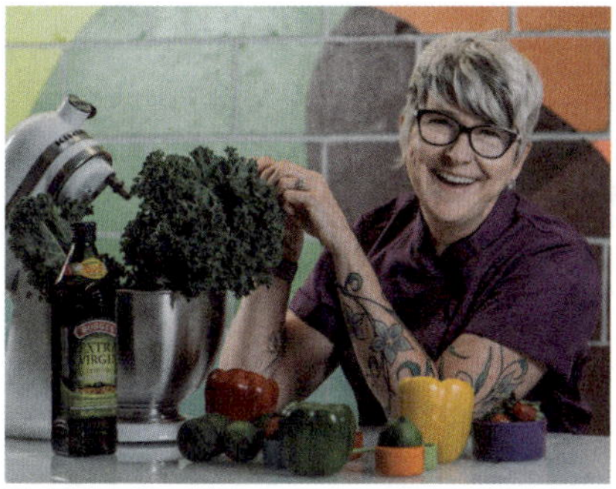

J L Fields ist die Gründerin und Geschäftsführerin der Colorado Springs Vegan Cooking Academy. Daneben ist die vegane Köchin Autorin zahlreicher erfolgreicher veganer Kochbücher und veranstaltet in Colorado Springs eine jährlich stattfindende vegane Restaurantwoche. Außerdem ist sie als Ausbilderin im Rahmen des Ernährungsprogramms der Universität von New Mexico in Taos, als Laufbahncoach und Unternehmensberaterin tätig. Des Weiteren ist sie die Producerin und Gastgeberin der Fernsehkochshow *Real World Vegan Cooking* und der Radiosendung *Easy Vegan*. Darüber hinaus erscheint von ihr monatlich eine Kolumne zur veganen Ernährung in der *Colorado Springs Gazette*.

Zusammen mit ihrem Mann Dave, dem geretteten Kater Oliver und dem ebenfalls geretteten Hund Harry lebt sie in Colorado Springs.

Bibliografische Information der Deutschen Nationalbibliothek
Die Deutsche Nationalbibliothek verzeichnet diese Publikation in der Deutschen Nationalbibliografie. Detaillierte bibliografische Daten sind im Internet über http://d-nb.de abrufbar.

Für Fragen und Anregungen
info@rivaverlag.de

Wichtiger Hinweis
Dieses Buch ist für Lernzwecke gedacht. Es stellt keinen Ersatz für eine individuelle medizinische Beratung dar und sollte auch nicht als solcher benutzt werden. Wenn Sie medizinischen Rat einholen wollen, konsultieren Sie bitte einen qualifizierten Arzt. Der Verlag und die Autorin haften für keine nachteiligen Auswirkungen, die in einem direkten oder indirekten Zusammenhang mit den Informationen stehen, die in diesem Buch enthalten sind.

1. Auflage 2020

Nymphenburger Straße 86
D-80636 München
Tel.: 089 651285-0
Fax: 089 652096

Übersetzung: Gerrit ten Bloemendal, Türkheim
Redaktion: Caroline Kazianka, Türkheim
Umschlaggestaltung: Manuela Amode, München
Umschlagabbildungen und Abbildungen im Innenteil: Darren Muir, © 2018
Foodstyling: Yolanda Muir
Layout: William D. Mack
Satz: inpunkt[w]o, Haiger (www.inpunktwo.de)
Druck: Firmengruppe APPL, aprinta Druck, Wemding
Printed in Germany

ISBN Print 978-3-7423-1193-1
ISBN E-Book (PDF) 978-3-7453-0845-7
ISBN E-Book (EPUB, Mobi) 978-3-7453-0846-4

Weitere Informationen zum Verlag finden Sie unter

www.rivaverlag.de

Beachten Sie auch unsere weiteren Verlage unter www.m-vg.de